U0278562

ABA
入门

成人安置机构
ABA 实战指南

[日]村本净司 / 著　吴可澜　秋爸爸 / 译

施設職員 ABA 支援入門
行動障害のある人へのアプローチ

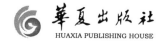

华夏出版社
HUAXIA PUBLISHING HOUSE

中文版推荐序

日本与中国一衣带水，两国关系源远流长，文化交流密不可分。日本从古代起就以中国为师，接受华夏文明各方面的滋养，包括文字的建立。但到了近代，随着西方文明的进入，两国走上各自不同的发展道路。明治维新之后的日本全面、彻底地向西方优秀者学习，快速崛起成亚洲乃至世界的先进国家，而同一时期的中国却徘徊在守旧与变法的抉择中，长时间地处于发展中国家行列，直到改革开放才带来巨大的发展成就。

中日文化交流方向也从近代开始起了变化，大量的现代化的概念和知识从日本传入并逐渐融入华夏文化中，最典型的例子就是现代汉语中引入了大量的日语汉字词汇，其中就包括了我们常用的"自闭症"这个词，其数量之多，范围之广，程度之深，已经与现代汉语融在了一起，这有力地促进了思想启蒙和"西学"的传播，对中国近代化和现代化进程起到了巨大的推动作用。

我个人从少年时期开始就有像《铁臂阿童木》这样的日本动画片陪伴，大学的专业学习中也直接接受过日本教授的指导。我家秋妈一直在日企工作，怀秋歌、秋语时，她看的孕产妇指导书也是一本日本译作，其图文并茂的排版风格，科学严谨又贴近生活实战的内容，解决了我家从孕前到孩子生长至一岁这期间的各方面的问题。

进入孤独症圈子之后，同样地，我很早就看到了家长传来的日本特殊教育资料，印象最深刻的是王宁翻译的柚木馥、白崎研司所著的《发育障碍儿童诊断与训练指导》，这是一本全面而细致的障碍儿童的教育指导书，在十几年前资料匮乏的年代，对家长的指导意义重大。孤独症圈里有很多在日的华裔家长，在多年的网上交流过程中，他们向我介绍了很多优秀的与行为干预相关的日版图书，我翻看之后，感觉都很棒，于是挑选了几本优秀的实战指导用书，约请几位在日的华裔家长翻译成中文，争取让这些清晰生动的实战讲解能帮助中国家长。

目前这个系列一共选译了 4 本应用行为分析（Applied Behavior Analysis，ABA）入门图书，它们分别侧重于 4 个干预方向，覆盖不同的孤独症干预应用阶段，参考其中的内容，中国家长都能迅速学习上手，付诸实践。

《早期密集训练实战图解》是生动指导家长进行 ABA 实操训练入门的图解书，是帮助家长启动居家干预训练的实战指导。

《影子老师实战指南》是指导家长或者影子老师在幼儿园或小学集体环境中，运用 ABA 技术帮助孩子融合成长的实战方案。

《家庭干预实战指南》是指导家长在居家环境中，从 ABA 的视角看待孤独症行为特征，全面开展居家干预的书，着重讲解了家长在日常生活中帮助孩子进步的方法。

《成人安置机构 ABA 实战指南》是讲解针对大龄孤独症孩子的 ABA 干预策略，以及在成人安置机构中运用行为干预技术来应对挑战的实战指南。

我之所以非常喜欢这四本书，是因为它们有以下几个共同的特点：

1. 纯净不杂。它们都是纯净的 ABA 技术实操指南，不掺杂其他"看上去很美"的非行为干预的方法，透着非常严谨认真的治学态度。

2. 实战经验。几位作者所讲解的干预技术，都结合了他们一线实战的切身体验，而不只是泛泛地照本宣科。他们在书中列举了贴近真实生活的应用方案，并对各种现实难点做了细致讲解。

3. 从零开始。这几本书都是面向零基础读者的指导用书，即使读者对 ABA 并不熟悉，拿起任何一本也都可以入门行为干预这门科学，并快速将理论运用到自己的实践之中。

4. 日系风格。排版风格生动直观，易读易懂，每本书都有大量漫画配图，尤其是《早期密集训练实战图解》，更是通过大量的日系漫画形象准确地讲解了 ABA 基础知识和桌面教学细节，这在国内非常少见。此书之所以能做到这点，是因为漫画在日本的普及，书的作者作为 ABA 专业人士，自己就能先行画出草稿，再与专业画师就每一幅漫画做细致的讨论，几易其稿，从而确保漫画内容的精准传神。

日本人的行事风格有很多地方值得我们学习，他们往往做事严谨认真，一板一眼，有时甚至会被视作孤独症的"刻板"特征一般。在与日本学者的接触中，我深深体会到了他们的这些优良做派，非常钦佩他们的专注与认真精神。如很多现代科技一样，ABA 诞生于西方，而在向先进者学习的过程中，日本人的态度非常虚心，他们深耕细作，精益求精，很少会抱着投机取巧的心思。在这里，我不由地提醒自己，也希望提醒其他的中国家长在干预过程中学习这些优点，抛弃我们在周围人身上经常能够看到的那种好高骛远、浅尝即止、这山望着那山高的心态和做派，有时甚至是盲目自我拔高、随意搞本土特色式杂糅的做法，虽然貌似博采众长，但实际上很可能会形成"一锅乱炖"的局面。在学习行为干预的过程中，这种无法塌下心来把精力集中在最具科学实证的 ABA 知识上，想走捷径的心思很常见。

在孤独症圈里，大家经常互相勉励，在干预路上保持细心、耐心、恒心。小龄孩子家长和大龄孩子家长的心态有所不同，但终究会逐渐进步。每个家庭都会从最初的急切希望被治愈的心态中走出来，慢慢地面对现实，进而走上努力地提高生活质量的道路。在这条路上，行为干预是最能为我们提供支持的一项科学技术。我希望这套书能够帮助中国家长及早地武装自己，面向未来，抓好当下。

前　言

初次见到这位服务对象的时候，我刚刚开始自己博士学位课程的学习。我在前一年才好不容易拿到了硕士学位，此时还只能算半个临床专家。一家我在硕士学习期间就与之合作开展研究的成人安置机构，就在这个时候向我提出了咨询邀请，是关于他们那里入住的这位服务对象的问题。

这位服务对象被确诊为孤独症谱系障碍并伴有重度智力障碍，他具有一定的口语沟通能力，能够开展不太复杂的对话，因此有时可以与工作人员和我进行愉快的沟通。

但在自己的要求未能得到满足等情况下，他就会大喊大叫，如果升级，他就会出现击打自己的头部等自伤行为，或者出现殴打工作人员等攻击行为，进而还会出现扔东西或拍打东西等破坏物品的激烈行为，因此机构的工作人员在为他提供干预服务时感到非常头疼。

就在我考虑应该如何为这位服务对象提供干预的时候，我恰好有机会在一场会议上听到了奥田健次老师的报告，奥田老师的这项研究是关于如何运用行为契约的干预策略来改善行为问题的（奥田和川上，2002）[①]。

简单地说，这个方法就是让服务对象与机构签订一个相关行为问题的契约（合同），如果服务对象能够完成契约的话，就能获得想要的东西。我当时听了奥田教授的报告之后，心想"就是它了！"于是，我决定将这个方案应用到对这位服务对象的干预中去。

随后，我向机构的工作人员讲解了干预程序，然后应用在这位服务对象身上，最

---

① 编注：更多参考资料请登录公众号"华夏特教"知识平台查看。

后获得的效果非常好，不但他的攻击行为几乎减至零，而且他与工作人员之间的适当行为也大幅度增加了。这令我对应用行为分析（Applied Behavior Analysis，ABA）干预方法的效果更加信服了。

这位服务对象的故事就是本书第 6 章中大隆（化名）的案例。

在障碍人士康复服务领域，重度行为障碍可以说是近年来的重要研究项目之一。重度行为障碍是指那些激烈的、以超出一般想象的高频率出现的自伤或攻击行为，刻板行为，睡眠障碍，异食，以及破坏物品等行为。

为具有重度行为障碍的服务对象提供支持服务的监护人及机构工作人员，往往需要不分昼夜地应对这些激烈行为，这很可能会让他们自己身心疲惫，最终陷入支持困难。

不难想象，在刚开始直接面对那些重度行为障碍的服务对象时，机构工作人员会有怎样的感受。他们不仅会因这些激烈行为而震惊，而且自身也可能会受到极大的冲击。身为服务支持者，他们此时的心情也许会是"不管怎样，我都要努力想办法提供干预，让这位服务对象能过上幸福的生活"；但他们也可能会深感疲惫，心中暗暗叫苦，"再不想干这行了"；当然也肯定会有一些热心干预的工作人员，他们本来下定了决心，"我一定得想办法来减少这些行为问题"，可当他们在尝试各种干预方法时，有时可能使用了错误的方案，反而令服务对象感到厌恶。

如果没有学过专业知识的话，普通的干预往往有可能仅仅止步于行为问题发生后的处理。其实，当行为问题发生后再做处理，很多时候已经晚了，不但无法改善行为问题，而且可能会因处理方法不当，造成相反的效果。同样的道理，机构工作人员在没有掌握干预方法时，可能只是一味地在服务对象出现行为问题之后进行强制阻止，其结果是令干预效果一直无法提高。

服务对象的激烈行为被强制阻止，这可能会背离干预者的初衷，反而使行为问题升级，甚至升级到无法靠近的激烈程度。总之，这种跟着感觉走的处理策略无法为具有重度行为障碍的服务对象提供有效干预。

处理行为障碍的最有效的方法之一，就是本书书名中提到的应用行为分析

（ABA）方法。这套基于 ABA 的干预方法，最初是在美国研究并推广的，近年来在日本迅速普及，尤其是在智力障碍或发育障碍儿童及成人的干预上，应用研究的数量最多，展示出了它的科学有效性。另外，在具有上述行为障碍的智力障碍者的干预应用方面也积累了许多研究实证。

然而，基于 ABA 的干预方法至今也未能在日本的康复服务工作者之中得到普及性的发展。我认为原因之一有可能是其专业理论知识太难。因此，为了让初学者也能理解，本书将尽量避免使用专业用语，并且在版面设计上也有意做了布置，左侧页是文字说明的部分，右侧页则是一目了然的图表。

ABA 有几个重要的基本原理，但其中最重要的理论应该就是强化原理。强化原理是指"如果特定的刺激在行为之后立刻出现，那么该行为未来出现的频率就会提高"（岛宗，2019）。简单地说，也就是"一个人做出某行为之后，马上出现了对其来说是高兴的事物（或者厌恶的事物没有了），那么该行为以后就更容易发生"。

如果在服务现场应用这条强化原理的话，那就是"强化服务对象的适当行为"，因此，**"在日常生活中安排布置强化物，让服务对象自己就能获得"**，这可以说是**引导服务对象走向自立**的一个重点。

服务对象表现出的不当行为，常被称为"问题行为"。但"问题行为"这个词的背后，常含有"这个人表现出有问题的行为，他自己有责任"的意思，而这种可能的误解并不符合本书的主旨，所以，对于不当行为，本书全部统一写作"行为问题"。"行为问题"的定义是，这个人表现出的行为是因与周围环境的相互作用而产生的问题。

在行为分析这门学科中，为确定行为功能（行为的作用）而进行的函数关系分析，叫作"功能分析"。而在本书中所使用的"行为问题"这个词的含义并不是用来指某个具体行为，因此，"行为功能"的说法是正确的表述，但"行为问题的功能"这个说法却不够严谨。不过，本书仍会使用"行为问题的功能"这样的表述方式，原因如上文所述，使用这样的表述意在表明我们在帮助服务对象时需要考虑的一个重要观点，"他表现出的行为是因与周围环境的相互作用而产生的问题"，而问题行为包含了"行为的责任在服务对象本人"这样的观点，所以本书用"行为问题"代替"问题行为"使用。

本书的内容构成是，第 1 章讲解智力障碍及孤独症谱系障碍的基础知识，以及 ABA 的基本原理等。第 2 章以功能分析为中心，讲解对于有行为问题的服务对象来说非常必要的几种评估方法。第 3 章和第 4 章讲解为改善行为问题，增加和扩展适当行为而必须掌握的各种 ABA 技术。第 5 章讲解将以上 ABA 技术具体落实到干预计划的过程。最后，第 6 章介绍了我接触过的服务对象的具体实例。

本书可以说是我到目前为止所有研究的综合总结。我希望它能够帮助到那些长期给我鼓励的机构工作人员，也能帮助到那些正在为干预工作而烦恼的，或正要开始尝试干预工作的人们。

村本净司

2019 年 12 月

目　录

第1章

干预的思考方式

1 对于服务对象的认识

（1）智力障碍

成人安置机构的工作人员所面对的服务对象有很多是智力障碍人士。在康复领域，以往常用的专业用语"智力障碍"，如今在医学诊断（DSM-5[①]）的名称为"智力（发育）障碍"。智力障碍有以下 3 个诊断标准。

A. 智力功能的缺陷。

B. 适应功能的缺陷。

C. 以上症状在发育阶段（到 18 岁为止）已出现。

智力功能一般通过智商（Intelligence Quotient，IQ）等来评估。在日本，评估时可以使用的工具有《田中比奈智力测试》（田中ビネー知能検査）、《韦氏儿童智力量表》（Wechsler Intelligence Scale for Children，WISC）等。这些测试不仅会评估受试者的读写和计算能力，还会评估他们的逻辑思考能力，以及在遇到困难时他们自己解决问题的能力等。

适应功能是指在日常生活或社会活动中所必需的技能。例如，与他人的沟通能力，进食、大小便、换衣服等生活自理能力，除此之外，还包括打电话、算账、购物、乘坐公交车等在日常生活中所需的技能。对适应功能的评估在日本常使用《文兰适应行为量表（日文版）》（日本版 Vineland-II 适应行动尺度）等工具。智力障碍的严重程度并非只根据 IQ 的分值来判断，还需要根据适应功能的等级来判断。而且我们在考虑服务对象需要什么程度的支持时，也需要根据其适应功能的情况才能做出更为准确的判断。

---

① 编注：可参考北京大学出版社 2014 年出版的由美国精神医学学会编著、张道龙等译的《精神障碍诊断与统计手册（案头参考书）（第五版）》（DSM-5）。

● 智力（发育）障碍的诊断标准（DSM-5）

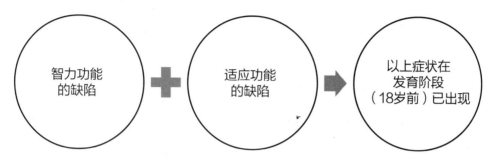

● 智力功能评估

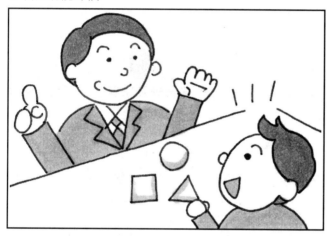

评估IQ和智力障碍的程度，可以使用工具《田中比奈智力测试》，并根据适应功能的情况来做判断。

● 适应功能缺陷的例子

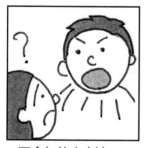

不会与他人交流。

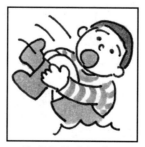

换衣服等生活自理能力不足。

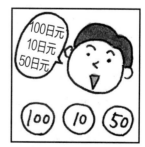

不会计算金钱。

此外，智力障碍诊断标准中所说的"在发育阶段出现症状"是指，这些智力功能及适应功能的缺陷在 18 岁之前即已表现出来。也就是说，18 岁之后才出现这些症状的人，即使由于某些原因而导致智力功能受损，也不会被诊断为智力障碍。

但是，美国智力与发展障碍协会（American Association on Intellectual and Developmental Disabilities，AAIDD）（2010）对于上述定义给出了以下的前提条件。

A. 对智力障碍人士进行技能测试时，需要考虑的重要问题是，他们能否在**同龄人开展正常的生活、娱乐、工作、交流的环境**（家庭、居住社区、学校、工作场所等）中生活。

B. 妥善评估智力障碍人士的能力，不仅需要考虑他们在交流、感觉反应、运动、行为上的差异，还需要了解其**文化背景及家庭语言等民族特性**，以及非口语的交流习惯。

C. 智力障碍人士在生活中受到种种限制，但他们也具有很多**强项**。

D. 了解智力障碍人士受到怎样的限制，是为了确定**提供给他们怎样的支持能帮助其自立**。

E. 长期提供适当的个别化支持，可以改善智力障碍人士**生存所必需的技能**。

此外，有些智力障碍人士还有以下特殊困难。

①口语落后

有时候很难掌握词语，或者无法理解对话的意思。此外，有些人的发音不清晰。

②记忆力欠缺

一次记不住太多事情，或者无法保持长期记忆。

③做精细动作及保持姿势的能力很差

有些智力障碍人士由于种种原因而伴有运动障碍。例如，有些人很难保持坐姿，或者无法做好精细动作，很难学会扣扣子或系绳子。

● 发现强项

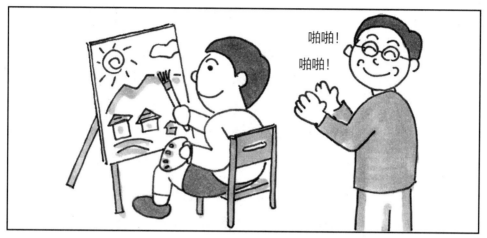

服务对象即便存在智力障碍，也不等于他们就完全不会做事，他们其实也有很多喜欢或擅长的事情。工作人员需要找出他们的强项。

● 智力障碍人士的特殊困难

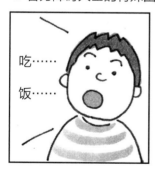
口语落后。

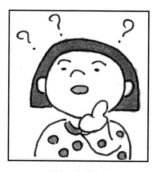
记忆力差。

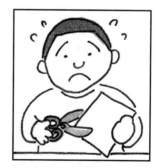
精细操作差，
不容易保持姿势。

（2）孤独症谱系障碍

在成人安置机构中的智力障碍人士，其中有不少人是孤独症谱系障碍（Autism Spectrum Disorder，ASD）人士。然而，在日本目前的这类机构中，各项服务设施尤其是硬件方面的设施，尚不能为 ASD 服务对象提供适合的生活环境，特别是那些于二十世纪六十年代至七十年代建造的比较老的服务机构。

比如，房间设置不能保证每人一间，而通常是两人及以上共同居住一间。在"为了将来的集体生活做准备"的名义下，ASD 服务对象会被要求在相同的时间段内进餐、洗浴和作息，被迫与他人共同生活，而对于这些内容安排，服务对象无法自己选择，无法回避此类要求。实际上，要求他们参与这样的集体生活，真正的理由还不如说是为了"便于工作人员对服务对象提供支持"。

此外，ASD 服务对象中很多人存在感觉反应过度等方面的问题，多人共同生活的设施条件有可能给他们带来不必要的痛苦，环境中过多的刺激有可能会引发他们的某些行为问题。机构工作人员有必要充分了解 ASD 服务对象的个别化特性，这样才能提供更为合理的支持。

据报道，ASD 的发病率已超过了 1%（Elsabbagh 等，2012），ASD 可能已经是儿童期最常见的发育障碍。

DSM-5 对于 ASD 的定义如下。

A. 在多种情境下，在社交沟通和社会互动方面存在持续性的缺陷。

B. 局限、重复的行为、兴趣及活动。

C. 症状必须在发育早期就已出现。

D. 这些症状导致日常生活功能受限。

E. 这些症状无法用智力障碍来解释。

社交沟通缺陷是指，无法正确地向他人表达自己的需求，或者无法正确理解对方话语的意思等。

● 机构环境使得ASD服务对象迫不得已地参与集体生活，过多不必要的刺激会给他
　们的生活带来困难

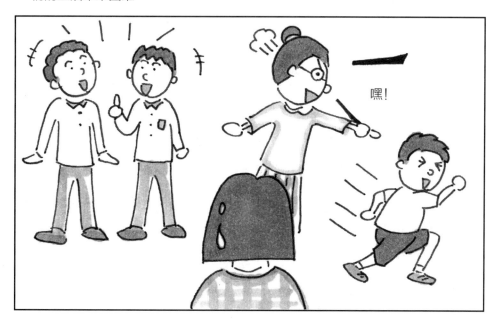

● 孤独症谱系障碍的主要诊断标准（DSM-5）

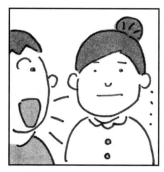

A. 在社交沟通和社会互动
　方面存在持续性的缺陷。

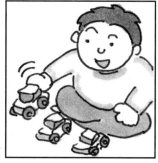

B. 局限、重复的行为、
　兴趣及活动。

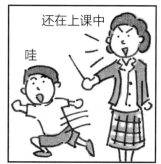

C. 症状在发育早期出现。

ASD 人士中既有口语落后的，也有口语不落后但只单方面地谈论自己想说的话题，而对于对方提及的问题无法正确回应，难以与他人进行实质性沟通的。此外，他们在与他人的目光接触方面，以及根据他人表情来判断情感方面都存在困难。

社会互动是指，人与人之间的互动。社会互动的缺陷是指，与他人无法顺利地开展互动。例如，与他人形成适当的人际关系，与他人共同娱乐，与他人交友等，都需要建立良好的互动关系，而 ASD 人士要想实现这些会非常困难。

"B. 局限、重复的行为、兴趣及活动"包括，做出诸如前后摇动身体之类可以被看作是一种刻板行为的表现；经常重复做出同一动作；鹦鹉学舌式地重复对方的话语；难以从当前的活动中转换到下一项活动；总是要走同一条道路；只吃同样的食物，等等。此外，B 项的下属条目新增了一条，"对感觉刺激的反应过度或不足，或者对环境刺激具有超过普通水平的兴趣"。ASD 人士之前就常被认为存在感觉反应异常，现在增加了对这方面问题的评估，并提示我们应该在支持方案中包含这方面的内容。

"C. 症状必须在发育早期就已出现"，关于这一项，之前的诊断标准 DSM-IV-TR（2000）中，孤独症的诊断要求表述为"在 3 岁之前即出现"。然而，那些不伴有智力障碍的孤独症孩子（也就是高功能孤独症）和阿斯伯格综合征孩子，有的即便在 3 岁之后，其家长或身边的养育人员也很难意识到孩子有问题。

因此，新的诊断标准表述为"在社交要求超过其能力之前，症状也许无法完全表现"。

也就是说，在保育园 ① 或在这之前，即便这些孩子很难参与集体活动，但只要他们在智力及适应能力方面与其他孩子没有显著差距（对于这么大的孩子通常也不会有太高的要求），那么有时候他们也许就会问题不大地度过幼儿期。

_____

① 译注：日本照顾 3 岁以下儿童的幼儿机构。

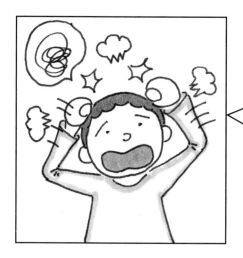

无语言或口语落后的ASD人士无法向他人表达自己想说的话，这可能会引发他们的焦虑或愤怒。

ASD人士在人际关系上，很难与其他人形成并保持适当的社交距离。比如，有时候他们会在物理距离或者心理距离上靠得太近，或者正相反，离得太远。

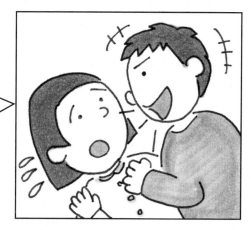

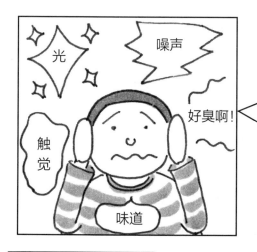

ASD 人士的感觉反应问题①（在听觉、触觉、视觉、嗅觉、味觉及其他方面，反应过度或不足）会给日常生活带来严重的影响。很多ASD 人士都存在这样的感觉反应问题。

---

① 译注：为了更接近于ABA的视角和策略，原文的"感知觉異常"，本书采用"感觉反应异常"的表述。原文的"感觉の過敏"和"感觉の低反应"，本书采用"感觉反应过度"和"感觉反应不足"的表述。

但是，上了小学之后，"把老师写的板书抄在本子上""上课时安静地坐 45 分钟"等，这样的课堂指令多了起来，对孩子的学习能力及集体行动的要求也要比幼儿期高得多。

此时，孩子的家长和身边的老师往往才发现孩子"不听老师的话，老是发呆""没办法长时间安静地坐着"等问题，于是开始产生疑问并怀疑是 ASD，这才会带孩子去医疗机构就诊。

此外，ASD 人士的重要认知特征，还包括前面所说的感觉反应过度或不足。感觉反应过度或不足是指，包括触觉、视觉、嗅觉、味觉、听觉和感知冷热等温度的感觉，以及前庭觉等在内的人类感觉，表现出反应过度或者反应不足。并不是所有的 ASD 人士都存在感觉反应过度或不足，每个人的具体表现也各不相同，但这是会给 ASD 人士的生活带来困难的一个重要原因。例如，听到手机铃声或吸尘器的声音时就要捂耳朵（听觉反应过度），严重偏食（味觉或嗅觉反应过度），被轻碰一下就如同被打了一样疼（触觉反应过度），等等。相反，感觉反应不足是指不容易感知或者即使感知到也不反应，例如：被别人从背后呼唤姓名时也不回头，无法获得饱腹感而暴饮暴食，无法感到尿意而尿裤子，过度地闻或摸东西，等等。此外，ASD 人士还会有因感觉反应不足而追求感官刺激的刻板行为。

最近，日本引进了评估 ASD 人士感觉反应问题的工具，《感觉总体评估（日本修订版）》（日本版感覚プロファイル）。该评估工具包括了 3 个部分，分别为：面向低幼儿童的感觉特征（ITSP），面向 3~10 岁儿童的感觉特征（SP），面向青年和成人的感觉特征（AASP）。ITSP 和 SP 由监护人填写，AASP 由本人填写。但是，在日本修订版中，如果 ASD 人士本人填写有困难，那么 AASP 也可以由监护人填写，适用的年龄上至 82 岁。

此外，ASD 人士还会对突发的计划变更，或者首次进入的环境、初次见面的人物等表现出不适应的情况。ASD 人士不安情绪的倾向往往比较强，对突发的环境变化难以灵活应对。

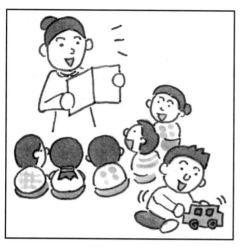

很难参与集体行动或与同伴互动。

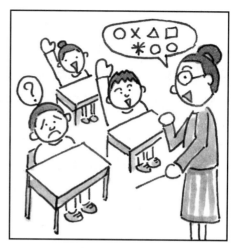

无法理解老师的语言。

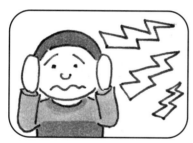

捂耳朵（听觉反应过度）。

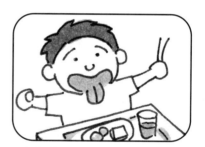

偏食（味觉或嗅觉反应过度）。

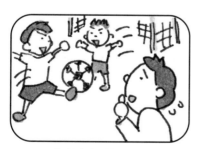

难以参加激烈运动
（前庭觉反应过度）。

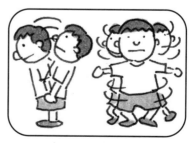

前后摇动身体或原地打转等
刻板行为（感觉反应不足）。

ASD 人士常无法理解语言的深义或隐喻，也不理解代名词或句子中被省略部分意思，他们有可能在对方开玩笑时信以为真，或者对年长者或上级说话时的方式不敬而造成误会等。尤其在东方语言文化中，有一些特有的含蓄说法，目的是表达希望对方能够理解的某种背后含义。比如，"好热啊"，其实是希望能打开空调，但 ASD 人士可能只从字面来理解这类说法的含义，很难考虑对方的真正用意。

有些伴随重度智力障碍的 ASD 人士，还经常存在睡眠障碍，有入睡困难或半夜醒来的情况，也有不少 ASD 人士会并发癫痫。

60% 左右的 ASD 人士可能并发注意缺陷多动障碍（Attention Deficit and Hyperactive Disorder，ADHD）。ADHD 的特征表现为，例如，"粗心或集中力欠缺""经常遗忘事物"等注意力低下，或者"总是动来动去，无法保持静止状态"等过度活动或冲动，这类表现大多在 7 岁之前出现，对日常生活造成影响。例如，有些在儿童期因多动而被诊断为 ADHD 的孩子，进入青春期之后表现出社会性方面的不适应，进而被追加了 ASD 的诊断。有研究报告指出，ASD 和 ADHD 并存的情况下，发脾气等行为问题会更容易恶化（Goldin 等，2009）。

此外，还有一些 ASD 人士会并发言语及语言发育障碍（Spoken Language Disorder，SLD），还会并发发展性协调障碍（Developmental Coordination Disorder，DCD）。SLD 的特征表现为，读写文字困难，做算数和推导任务困难，给学业、职业的进步或日常生活带来阻碍。DCD 的特征表现为，例如"跳绳等全身运动很困难""使用剪刀或系鞋带等精细操作很困难"等。

SLD 和 DCD 的症状诊断，前提都是无法用智力障碍的症状来解释。

● 无法理解社交语言

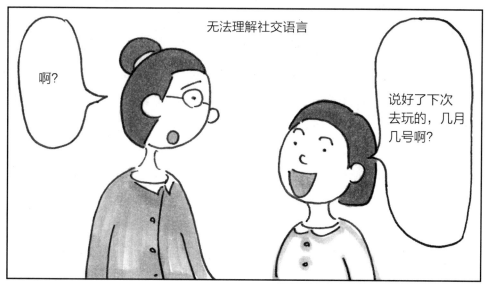

对语言只从字面来理解，不懂隐喻与玩笑，很难理解言外之意。

● 并发其他发育障碍

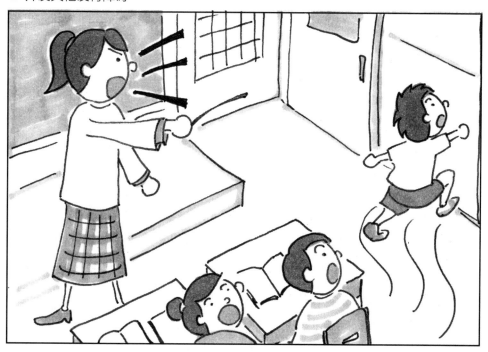

有时会被诊断出并发其他发育障碍。比如，存在注意力不集中或多动、冲动等ADHD的表现。

（3）行为障碍

行为障碍并非医学诊断名词。在日本，"行为障碍"这个词来源于"重度行为障碍"这个行政管理领域。1988 年至 1989 年期间，日本行为障碍儿童（人士）研究会的饭田雅子等人开展了"关于重度行为障碍儿童（人士）的行为改善与应对方法的研究"，在其报告书中首次使用了"行为障碍"这个词，定义如下。

> 以超出正常范围的频率及形式出现，且难以在儿童养育环境中得到妥善应对的一类行为的总和，例如，直接的攻击行为（咬、用头撞）、间接的妨碍行为（睡眠障碍、刻板痴迷）和自伤行为等。在普通的家庭环境下，**即便经过很努力地教养，这些行为也难以应对，而且这样的障碍状态长期持续存在。**

在日本，行为障碍的评估工具之一是**《重度行为障碍评定标准》**（强度行動障害判定基準），这是日本从 1998 年开始实施的一项"重度行为障碍特别关注计划"中所给出的标准，它对"严重自伤""严重攻击""强烈刻板"等 11 种行为，根据其出现频率分别计 1 分、3 分、5 分，进而得出评估总分。10 分以上者为重度行为障碍人士，20 分以上者可作为特殊安置机构的服务对象得到支持。这套评定标准，至今仍然在日本障碍人士支持制度中作为部分依据，用以判定该人士是否应该得到行为干预等方面的支持服务。下页内容为当前使用的新评定标准，评定总分在 10 分以上的重度行为障碍人士就可以作为支持服务的对象。

还有其他评估工具，例如**《异常行为检查表 日本修订版（ABC-J）》**［異常行動チェックリスト日本語版（ABC-J）］，这是为了评估智力障碍人士使用药物疗法或行为疗法治疗后的效果而研发的。评估需要对 58 个项目进行判断，评分从 0（没有问题）到 3（问题显著）有 4 个等级。评估内容包括兴奋程度、退缩程度、刻板程度、多动程度、不当语言程度，共 5 个方面。

● 日本当前的评定标准：为重度障碍人士提供行为及综合支持的评定标准

年　　　月　　　日　　　姓名			填写者（工作单位）
※ 请填写此前一个月内的状态			
行为关联项目	频率及程度		
	0 分	1 分	2 分
沟通交流 （3-3）	1. 日常生活无困难	2. 能够与特定的人沟通交流 3. 能够使用对话以外的方式	4. 只能使用自己特有的方式沟通交流 5. 无法与人沟通交流
对语言指导的理解 （3-4）	1. 能够理解	2. 不能理解	3. 无法判断能否理解
发出大声或怪声 （4-7）	1. 不需要支持 2. 偶尔需要支持 3. 需要每月提供 1 次以上的支持	4. 需要每周提供 1 次以上的支持	5. 需要每周提供 5 天以上的支持
异食行为 （4-16）	1. 不需要支持 2. 偶尔需要支持 3. 需要每月提供 1 次以上的支持	4. 需要每周提供 1 次以上的支持	5. 需要每周提供 5 天以上的支持
多动行为 （4-19）	1. 不需要支持 2. 偶尔需要支持 3. 需要每月提供 1 次以上的支持	4. 需要每周提供 1 次以上的支持	5. 需要每周提供 5 天以上的支持
不安刻板行为 （4-20）	1. 不需要支持 2. 偶尔需要支持 3. 需要每月提供 1 次以上的支持	4. 需要每周提供 1 次以上的支持	5. 需要每周提供 5 天以上的支持
自伤行为 （4-21）	1. 不需要支持 2. 偶尔需要支持 3. 需要每月提供 1 次以上的支持	4. 需要每周提供 1 次以上的支持	5. 需要每周提供 5 天以上的支持
攻击行为 （4-22）	1. 不需要支持 2. 偶尔需要支持 3. 需要每月提供 1 次以上的支持	4. 需要每周提供 1 次以上的支持	5. 需要每周提供 5 天以上的支持
不适当行为 （4-23）	1. 不需要支持 2. 偶尔需要支持 3. 需要每月提供 1 次以上的支持	4. 需要每周提供 1 次以上的支持	5. 需要每周提供 5 天以上的支持
冲动行为 （4-24）	1. 不需要支持 2. 偶尔需要支持 3. 需要每月提供 1 次以上的支持	4. 需要每周提供 1 次以上的支持	5. 需要每周提供 5 天以上的支持
过度进食或胃反流等 （4-25）	1. 不需要支持 2. 偶尔需要支持 3. 需要每月提供 1 次以上的支持	4. 需要每周提供 1 次以上的支持	5. 需要每周提供 5 天以上的支持
癫痫 （7-1）	1. 无 2. 每年发作 1 次以上	3. 每月发作 1 次以上	4. 每周发作 1 次以上
合计得分（　　　　分）			

因为很多行为障碍人士难以做出符合场景的适当行为，所以工作人员除了要评估行为障碍人士的行为障碍，还有必要同时进行适应行为的评估。《文兰适应行为量表（日文版）》可以用于这方面的评估。

此外，在必要的情况下，工作人员还需要使用前文介绍的《感觉总体评估（日本修订版）》来评估行为障碍人士感觉反应方面的问题，并找出这些问题与行为障碍之间的关联。

重度行为障碍与智力障碍和 ASD，它们相互之间存在很强的关联性。特别是在某些方面，诸如，为了一点小事就出手打人、大喊大叫的冲动表现，或者强烈痴迷的刻板行为等，它们之间存在很深的关联性（井上等，2011）。因此，我们在支持服务中必须考虑 ASD 服务对象的这些特性，这点极其重要。

笔者曾经在各安置机构中从事为行为障碍人士提供支持的工作，见到过许多激烈的行为问题，例如，自伤、攻击，发怒、破坏物品，睡眠障碍，刻板，涂抹粪便，等等。"血光四溅的自伤""骑在别人身上不停地殴打""全天不停喝水直至水中毒""拍门拍到门变形而无法打开的地步"，等等，这些行为的激烈程度，会让很多希望去提供帮助的工作人员感觉很难开展工作。

服务对象的行为障碍如果让安置机构的工作人员都感觉艰难，那么从小就养育这些障碍人士的家人，其辛苦就更不用说了。有的家庭因为这些行为障碍而陷入极度困苦，由于他们不了解正确的支持方法，最后走投无路，无法继续陪伴和养育这些障碍人士，只好去寻找可以接收障碍人士的成人安置机构，但一时又找不到合适的地方，结果只能不停地靠短期入住服务来应对。

因此，除了行为障碍人士自身很需要帮助，那些一直支持他们的家人及安置机构的工作人员，都迫切地需要指导。要解决这些问题，障碍人士周围的支持者不仅需要掌握智力障碍和 ASD 的相关知识，还非常需要掌握能够有效改善行为障碍的支持方法。

● 重度行为障碍的实例

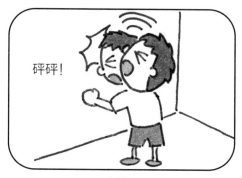

自伤。

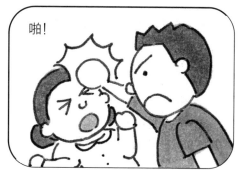

攻击。

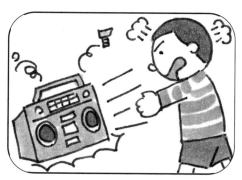

破坏物品。

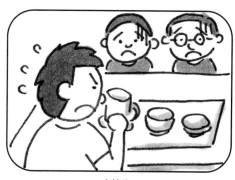

刻板。

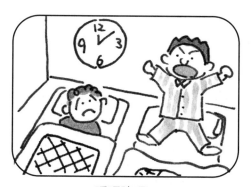

睡眠障碍。

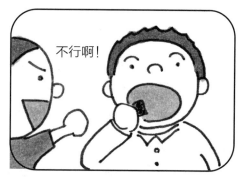

异食。

2 应用行为分析（ABA）的基础

（1）行为是什么

应用行为分析（Applied Behavior Analysis，ABA）是以 B. F. 斯金纳（B. F. Skinner）研究并创立的行为分析学为理论基础，应用于改善人类生活实践的一门科学。时至今日，ABA 在帮助包括 ASD 在内的发育障碍人士及智力障碍人士的实践中做出了巨大贡献，让这些障碍人士掌握了适应技能并减少了行为问题。除此之外，ABA 还广泛应用于对精神疾病服务对象的支持与康复计划、运动技能的提高、公司的组织管理及卫生健康管理等各个领域。

ABA 认为，行为是"可以从外部观察的"，但并不是所有的行为都可以从外部观察，也有很难观察的行为（人的思考或情感等）。

ABA 不将行为的原因归结为行为人的内在因素（比如，内心或性格等概念）。因此，ABA 不存在"此人之所以这么做是因为他有 ×× 情结"或"因为他被诅咒了"这样的思考方式。

换句话说，ABA 认为，**"人的行为是由于与周围环境的相互作用而产生的"。**人的行为是受了周围环境的影响，同时也影响着周围环境，这就叫作"行为与环境的相互作用"。这里，环境是指一个人周围的会给这个人的行为带来影响的所有的人或物的刺激。也就是说，人的行为会由于周围刺激的影响而更有可能发生，或者相反地，更不可能发生。**以 ABA 为基础的支持目标是，通过控制周围的刺激（环境）来增加适当行为并减少行为问题。**因此，为了确认行为是增加了还是减少了，就必须进行直接观察。这时，ABA 要求具体描述行为，对行为的具体描述就是**"给行为下定义"**。

● ABA的主要适用领域

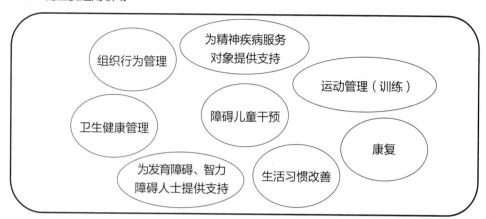

● 人的行为是与周围环境的相互作用（交互作用）而产生的

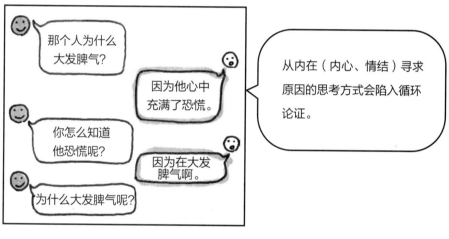

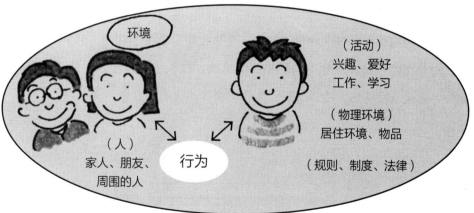

（2）强化原理

我们每天的行为都是怎样发生的呢？从行为科学的思考角度来说，首先，我们应该将行为限定为**"行为是可观察的"**这个框架内。也就是说，我们不会采用"因为想这么做，所以才做"这种从内心深处寻找原因的思考方式，而是认为"某个行为的后果所带来的环境变化会改变行为发生的频率"。要解释人类行为为什么会发生，最基本的也最重要的行为原理，就是"强化原理"。这个原理说的是，**"在特定前提之下，人做出某个行为，紧接着的后果对这个人来说是'高兴的事'，那么这个行为以后就会更有可能发生"。**

例如，"妈妈要求孩子帮忙做家务，孩子清理了厨房餐桌后，得到了妈妈的表扬"。对于孩子来说，如果"得到妈妈的表扬"会让他很高兴，那么这个孩子以后帮妈妈做事的行为就更可能再次发生。

不过，这里所说的"高兴的事"，不仅仅是指得到奖励或得到他人的表扬这类"出现了令人高兴的事"，对一个人来说，"回避或逃避掉厌恶的事情或者有生命危险的情况"，这也是所谓"高兴的事"。例如，"孩子不想去学校，到了上学的时间，他就对妈妈撒谎说自己病了，躲在被窝里"，这个情况下，所谓"高兴的事"就是"可以不去学校了"，也就是说，"回避学校里厌恶的事情"对这个孩子来说是"高兴的事"。以上所说的这些**"出现了高兴的事"**或者**"回避或逃避了厌恶的事"，叫作"强化物"。**

强化物的种类，包括食物或饮料，金钱或积分卡上的积分，喜欢的物品或活动，对异性的兴趣或恋爱等与性相关的事物，口头表扬或笑容，他人的反应等。此外，逃避或回避热、冷、羞耻、疼痛、难受等厌恶刺激也包含在内。

● 强化原理

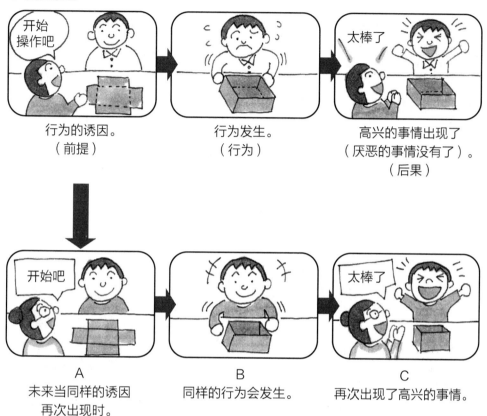

行为的诱因。
（前提）

行为发生。
（行为）

高兴的事情出现了
（厌恶的事情没有了）。
（后果）

A
未来当同样的诱因
再次出现时。

B
同样的行为会发生。

C
再次出现了高兴的事情。

● 强化原理的例子

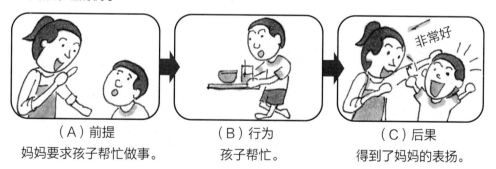

（A）前提
妈妈要求孩子帮忙做事。

（B）行为
孩子帮忙。

（C）后果
得到了妈妈的表扬。

　　呈现强化物的时机，有研究表明，"紧随行为之后"是最具效力的。"紧随"是指多长时间呢？最好在行为发生之后的 0.5 秒之内。当然，实际生活当中，要抓住 0.5 秒这个紧随时间是很难的，因此我们应该尽可能地在行为之后马上呈现强化物。也就是说，行为发生到呈现强化物之间的时间拖得越长，强化物的效力就越低。如果过去了 60 秒再呈现强化物，那么就几乎没有强化效力了（杉山等，1998）。

● 一级强化物的例子

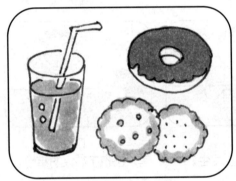

饮料、食物。

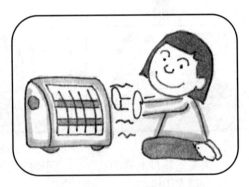

回避让人感到
热、冷、疼痛等的物品。

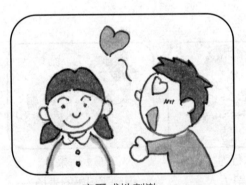

恋爱或性刺激。

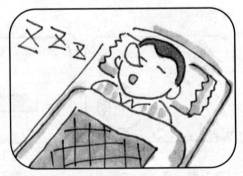

睡眠。

　　一级强化物是指人为了生存所必需的强化物，其强化作用非常大。

● 二级强化物的例子

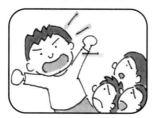

来自他人的关注。

表扬。

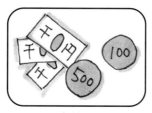

金钱。

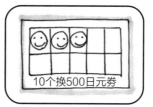

积分卡上的积分。

二级强化物和一级强化物一起呈现后，也会发挥强化物效力。

● 强化物的效力与时间的关系

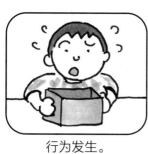

行为发生。

行为发生之后马上强化。

• 强化物效力强

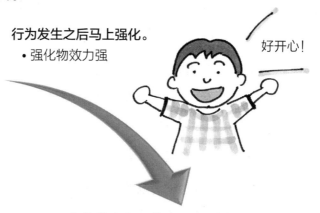

好开心！

行为发生之后过了60秒再强化。

• 强化物效力低

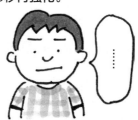

（3）消退原理

消退原理是，**"以前曾经被强化的行为不再得到强化，那么该行为就会减少"**。因此，要消退某人的某个行为，周围的人可以在这个人做出该行为之后，采取不予反馈的方法。

对消退的常见误解是，"消退就是无视这个人"。实际上，消退是针对这个人的特定行为，并不是说对所有行为都不做反馈。

在思考具体的消退方法时，我们要先明确定义所希望减少的目标行为，在该行为发生之后，执行"不让其得到强化物"的方法。

比如，一个 3 岁的男孩子每次看见飞机都会对妈妈说"飞机啊"，这个行为是被妈妈的回应"是啊，飞机啊"所强化的。

在这个例子中，孩子说"飞机啊"之后，妈妈不再给出强化物，也就是不再回应说"是啊，飞机啊"，或者不再看向孩子，或者不再微笑，如此持续一段时间之后，孩子的这个行为就会被消退，不再对妈妈说"飞机啊"。

再比如，应用于行为问题的例子。当工作人员在旁边时，某位服务对象就会击打自己的头以获取关注。工作人员此时的"干吗呀""你没事吧"之类的关注性问询，就会成为强化物。工作人员对这个服务对象击打自己头的行为执行的消退策略就是，当这个服务对象击打自己头之后，工作人员不再提供"干吗呀"之类的任何关注，也不应该给予其他任何关注。

但是，**对行为问题尝试消退的困难之处在于消退计划执行之初，行为问题发生的频率会暂时增加（消退爆发）**。消退爆发出现时，不仅行为频率会增加，有时服务对象还会变得更加情绪化，甚至伴随攻击或破坏行为。这是我们在执行消退方法时最需要注意的地方。

● 消退原理

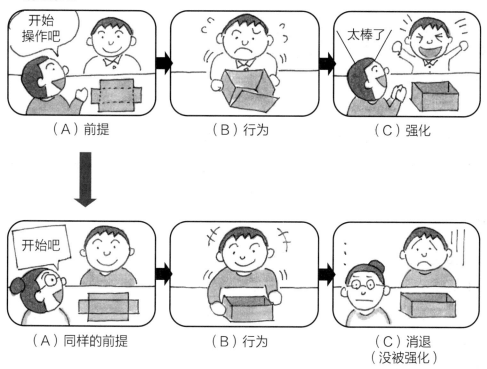

（A）前提　　　　　　　（B）行为　　　　　　　（C）强化

（A）同样的前提　　　　（B）行为　　　　　　　（C）消退
　　　　　　　　　　　　　　　　　　　　　　　（没被强化）

● 对消退的误解

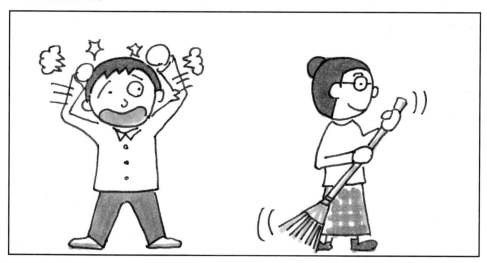

消退是指对特定的行为不再提供反馈（不强化），并不是说对行为人的无视。即当
服务对象出现行为问题时，工作人员应继续专注于自己原有的工作，不要给予反馈。

若因消退爆发而导致行为频率暂时增加，并且服务对象出现了攻击行为，那么工作人员很可能会倍感棘手。接下来，如果工作人员能坚持继续执行消退，那就还好。但是最怕的是工作人员会因此手忙脚乱，只想去阻止消退爆发带来的激烈行为，从而错误地给予了反馈，这样做也就强化了更激烈的行为，其结果会导致行为问题进一步恶化。

也就是说，当因消退爆发而导致行为频率暂时增加或强度暂时加剧时，如果工作人员不小心强化了该行为，那么服务对象就会学习这种"加剧的行为"，之后工作人员再去消退这个变得更加激烈的行为，如果应对不当，其结果就会很危险，会进一步强化该行为。

因此，在支持中运用消退原理的要点之一就是，我们应该事先向全体工作人员做好讲解，并且决定"无论如何，都要对行为问题保持一致地不予反馈"，这一点非常重要。此外，当几个工作人员共同执行消退时，需要特别注意的是，每个工作人员的处理方法不要有差异，避免其中某位工作人员不小心强化了行为问题。消退看上去很简单，但其实对执行者的技术要求很高，所以，最好不要开展只有消退这一种策略的干预。工作人员在开展干预时，**有必要同时执行"寻找并强化服务对象的适当行为"**的计划。

此外，在消退爆发过去之后，行为频率未必会马上减少，服务对象可能还会出现一个叫作"自发恢复"的行为频率暂时增加的过程。但只要工作人员继续执行消退，行为频率就肯定会减少。

● 消退过程中行为问题的频率曲线图

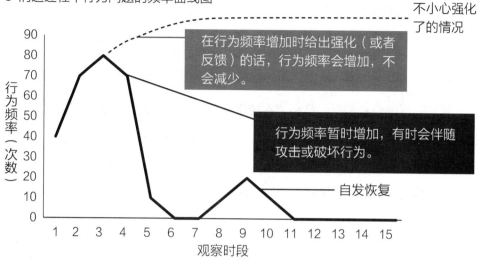

不小心强化了的情况

在行为频率增加时给出强化（或者反馈）的话，行为频率会增加，不会减少。

行为频率暂时增加，有时会伴随攻击或破坏行为。

自发恢复

● 干预中只使用消退，会带来困难

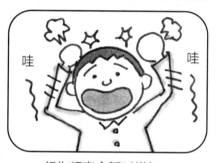

行为频率会暂时增加。

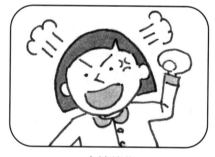

会情绪化。

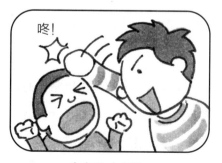

会有攻击行为。

消退爆发时不小心给出强化的话，会强化加剧的行为问题。

（4）惩罚原理

强化原理是指"在特定条件下，一个人做出某个行为，紧接着的后果对这个人来说是高兴的事，那么这个行为以后就会更有可能发生"。

而惩罚原理正好相反，是指**"在特定条件下，一个人做出某个行为，紧接着的后果对这个人来说是厌恶的事，那么这个行为以后发生的可能性就会降低"**。对这个人来说，"出现了厌恶的事"，不仅指面对厌恶的场景或出现了讨厌的事物，还包括**高兴的事没有了或喜欢的东西被拿走了**。

一般来说，工作人员运用惩罚原理来进行干预，可以在行为发生之后，采用立刻直接呈现厌恶刺激（例如，语言斥责，要求其去操场跑步）的方法，或者罚钱及没收等剥夺其喜欢的东西的方法。例如，一位服务对象在工作时向工作人员不停地叨叨，工作人员对该服务对象进行语言斥责，"吵死了，赶紧干活"，于是该服务对象就会暂时不说话。在这个例子中，行为是"向工作人员不停地叨叨"，行为发生后工作人员的斥责是服务对象得到的厌恶刺激，因此服务对象向工作人员叨叨的这个行为再发生的可能性就降低了。

但是，这类使用惩罚干预的办法会引起伦理上的争议。近年来，随着日本《虐待障碍人士防止法》（障害者虐待防止法）的实施，我们必须慎用惩罚。此外，慎用惩罚还有其他必须考虑的原因。

第一个原因是，惩罚很容易马上见效，但其效果可能只是**暂时的**，过了一段时间之后，行为问题发生的频率就会回到干预之前。因此，从长远来看惩罚是否有效是值得怀疑的。

第二个原因是，使用惩罚的话，服务对象以后可能会**瞒着执行惩罚的人做出这个行为**。例如，小偷进别人家里偷东西都不会让人察觉，没有人会当着别人面大模大样地偷东西。再如，开车超速的人，当附近出现警车时会减速，等警车过去后再加速。

● 惩罚原理（出现了厌恶的事情）

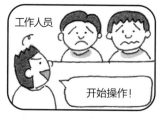 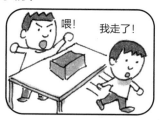 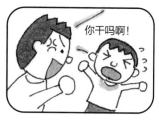

（A）前提　　　　　　　（B）行为　　　　　　　（C）惩罚
　　　　　　　　　　　　　　　　　　　　　　　（出现了厌恶的事情）

● 惩罚原理（高兴的事物没有了）

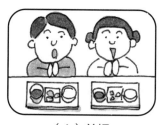 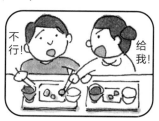 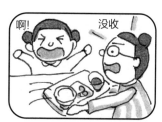

（A）前提　　　　　　　（B）行为　　　　　　　（C）惩罚
　　　　　　　　　　　　　　　　　　　　　　　（高兴的事物没有了）

● 厌恶刺激的例子

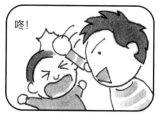 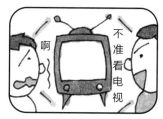 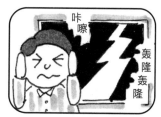

冷热、疼痛。　　　　喜欢的东西被收走　　会让人感到恐惧的东西。
　　　　　　　　　　（强化物的没收）。

第三个原因是，被惩罚的人有时候**会产生负面情绪，或者因消沉低落而陷入抑郁状态**。

第四个原因是，持续进行惩罚的话，被惩罚的人会形成习惯，惩罚会因此失去以往的效果而导致行为问题升级。

第五个原因是，**被惩罚的人，只能学习什么不能做，却无法学习应该怎么做**。因此服务对象并不能从中明白如何做才好，结果行为问题还是会反复出现，所以只惩罚很难减少行为问题。

迄今为止，在关于 ABA 的研究中，也有学者进行对有行为问题的人实施惩罚的研究。但是不管哪个研究，惩罚都只会对行为问题产生暂时的效果，而无法彻底改善行为。

20 世纪 90 年代出现了新的不使用厌恶刺激的干预方法，叫作"积极行为支持"（Positive Behavior Support，PBS）。如今在日本的学校教育及康复领域，PBS 逐渐发展开来（平泽和小笠原，2010）。

PBS 的特征包括，尊重个人的价值观，以功能评估为基础，包含多种相互兼容的支持方法，以未来生活为目标选择支持方法，改善日常生活场景的生活方式，灵活运用日常生活中能接触的资源，以及支持的目标不仅包括增加替代行为和适当行为，减少行为问题，还包括如何提高生活质量（Bambara 和 Knoster，2009）。

● 基于惩罚干预的危险性

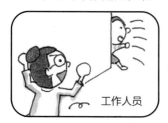

躲避执行惩罚的人。

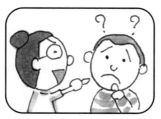

未能学习到正确的方法。

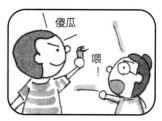

效果只是暂时的。

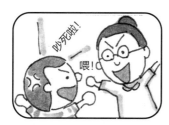

产生负面情绪或消沉低落。

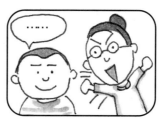

会习惯被惩罚。

● PBS的特征

①尊重个人的价值观。

②以功能评估为基础。

③包含多种相互兼容的支持方法。

④以未来生活为目标选择支持方法。

⑤改善日常生活场景的生活方式。

⑥灵活运用日常生活中接触的资源。

⑦支持的目标不仅包括增加替代行为和适当行为，减少行为问题，还
　包括如何提高生活质量。

（5）行为问题发生的机制

前文已讲解过，我们的行为是被各种结果强化并维持的。因为行为问题也是行为的一部分，所以我们也就能知道，**服务对象的行为问题也像我们的行为一样，是被其结果强化并维持的**。那么，既然这些行为问题是学习到的，又是如何被维持下去的呢？

行为问题是指，服务对象做出了错误的行为。服务对象的错误行为得到了强化，而适当行为没有得到强化的原因可能如下。

ASD 人士或智力障碍人士有时会因某种能力限制而无法做出正确行为。例如，口语落后的这类孩子，无法使用适当方法（比如说话或做手势等）来要求食物，并引起母亲的关注，因此母亲强化孩子这些适当行为的机会就会减少。同时，这类孩子由于缺乏适当的技能，不得不使用其他方法向周围的人（尤其是母亲）表达自己的要求。不然，他们就不能靠自己获得食物，也无法保护自己。

于是，他们会采用哭闹、扔东西、打自己、打别人等**"令人印象深刻的行为"**向周围的人表达自己的要求。因为这些行为令人印象深刻，所以大多数情况下周围的人都会给予反馈，尤其是孩子的家长。当行为问题给周围的人带来麻烦时，家长就会惊慌地训斥并制止孩子。可是从结果上看来，这无意中强化了孩子的行为问题。也就是说，对于孩子来说，他没有其他的可以向家长表达的方法，所以很多时候他就会不得不表现出行为问题。于是，行为问题实质上起到了**与人沟通的作用**。

● 行为问题发生的机制

①孤独症谱系障碍及发育
障碍的特性。
口语落后及沟通困难。

②无法使用适当的
方法进行沟通。

④不适当的行为令人印象
深刻，会让周围的人给予
反馈（行为得到强化）。

③采用不适当的方法
进行沟通（哭闹、打人、
扔东西……）。

⑤不适当的行为越来
越多，强度增强，频率增加。

⑥发展为行为障碍
（自伤、攻击、破坏物品）。

（6）支持者要注意的问题

ABA 在分析人的行为时，**"只应该考虑可观察的客观表现，而暂时不必考虑内在的性格或思想等"**，这一点非常重要。因为人的内心是眼睛看不见的，也无法观察的东西。在对服务对象的行为进行分析时，同样地，支持者，包括工作人员也必须根据可观察行为来推测其功能。

例如，服务对象出现行为问题之后，我们不能认为"就是他不好""这个人根本不想干活儿""出现行为问题是因为他具有 ×× 情结"，我们不能从他的自身性格或内心思想去探求原因。人的内心是看不见的，往往只是周围的人在妄自猜测而已。因此，从服务对象的内心中探求原因是无法解决问题的。**工作人员需要考虑的是，应该如何改变与服务对象的接触方式**，或者**应该如何改善服务对象周围的环境**。

打个比方，如果工作人员自认为找到了服务对象的内在原因，觉得是因为"服务对象不愿意努力""服务对象就是个懒虫"，那么，当他在服务对象的问题上遇到挫折时，就会对服务对象产生怒气，也就无法继续冷静地提供支持了。

此外，从服务对象的内心寻找原因，我们很可能会陷入循环论证。循环论证是指，例如，对于"那个人为什么会破坏物品"这个问题，回答是"因为他想破坏物品"，如此，就是从这个人的内心来寻找原因。于是，我们继续问，"你怎么知道他想破坏物品？""因为他破坏了物品。""为什么他破坏物品？"…… 就这样，我们会一直循环问答下去，却无法获得破坏物品行为的真正原因。也就是说，作为支持者，我们必须只去记录服务对象的可观察行为，通过行为来进行推测，确立假设，制订干预计划。本书将会系统地讲解这些方法。

● 人的内心无法从外部观察

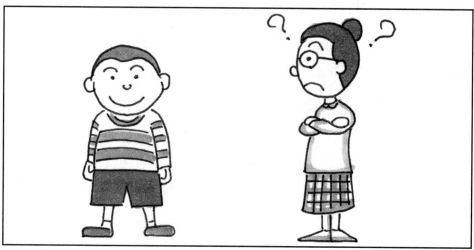

● 循环论证很难捕捉到事物的本质

为什么他要破坏物品?

因为他破坏物品了。

因为他想破坏物品。

你怎么知道他想破坏物品?

（7）支持者的目标

支持者应该以什么作为最终目标来为服务对象提供服务呢？如果服务对象是在机构接受全托服务，那么干预的最终目标就要考虑服务对象未来能否与他希望在身边的人一起生活，住在他希望住的地方。不过，有的时候这的确难以实现，因为有一部分服务对象在机构也需要得到夜间的支持。

也就是说，我们为服务对象提供支持，很重要的是要考虑他将来想做什么，想成为什么样的人，想住在哪里，想和谁一起生活，等等，这些方面我们需要听取他自己的意见和期望，进而为实现这些目标而制订支持计划和服务内容。要实现这样的目标，支持者就必须做好调查和评估，"必要的环境条件是怎样的？""必要的适应技能有哪些？"据此来制订个别化的支持计划。总之，**服务对象所需要的支持，不是支持者为了自己方便而制订的，而是必须根据服务对象本人的希望来制订的**。

进一步来说，实际上，在为服务对象提供支持服务时，我们很多时候更倾向于优先处理他家人的困难，而忽视了他本人的期望和需求。所以，支持者一定要注意，在制订支持计划时应该尽最大可能地考虑服务对象本人的期望。

不过，尽管我们知道要考虑服务对象本人的期望，但如果我们面对的是那些很难表达自己意愿或决定的服务对象时，那又该怎么办呢？这样的疑问肯定存在。其实，不管服务对象的障碍多么严重，他们也没有不能表达自己意愿的。也就是说，无论沟通如何困难，服务对象也总有办法以某种形式来表达自己的意愿。

所以，我们必须想办法了解服务对象的意愿和决定，并帮助他们表达。

同时，我们必须避免的是，完全忽视服务对象本人的意愿，只从支持者是否方便的角度来考虑如何制订支持计划。这样的支持，无法被视作"以服务对象为中心"，而且很有可能会使服务对象距离自己应有的生活越来越远。

● 为服务对象提供支持时需要注意的问题

> - 了解服务对象的需求。
>
> - 询问服务对象本人的意见。
>
> - 为服务对象本人的意愿和决定提供支持。
>
> - 尊重服务对象本人的意愿，而不能只图工作人员和周围人的方便。

● 例子：为服务对象的意愿和决定提供支持

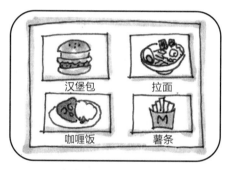

用照片或图片提供选择机会。

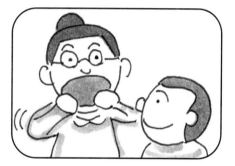

教提要求的方法。

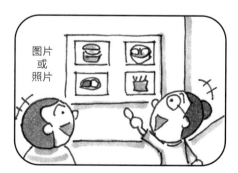

布置服务对象随时都能提要求的环境。

第2章

对有行为问题的
服务对象的评估

1 支持服务开始之前应该做的事

（1）功能评估

功能评估是指，**分析服务对象行为问题的功能，推定行为问题较易发生的条件**，这是为了制订改善行为问题的干预计划而进行的重要评估。关于功能评估的重要性，以往的很多研究已经给出了证明（Sugai 等，2000）。评估时，我们除了要收集服务对象本人的信息，还需要收集那些平时提供支持服务的工作人员，以及康复机构和服务对象家庭等周围环境的信息。

为了确保服务对象获得全方位的评估，我们除了要分析特定的行为问题，还应该向熟悉服务对象的相关人员收集信息。因此，现在已开发出了一些功能评估／访谈的具体方法（O'Neill 等，1997）。

评估程序通常是，我们先听取受到行为问题困扰的服务对象及其家庭成员、工作人员的叙述（了解他们想说出来的事情和希望得到帮助的事情），然后再询问他们的需求。此时最常见的需求就是改善行为问题，除此之外，我们还必须**讨论如何增加和扩展服务对象本人所期望的行为**。

向服务对象的家庭成员、工作人员询问信息，有利于确定行为问题的功能和行为问题较易发生的条件。除了收集机构的环境信息，我们还应收集家庭环境的信息，这可以让行为问题的某些模糊却很重要的因素变得更为清晰。开展功能评估的过程中，我们在向相关人员询问信息时，需要根据行为的 4 种可能的功能（获取关注，满足要求，逃避／回避讨厌的事物，获得感官刺激／去除不适感觉）来分析，看看服务对象的行为问题可能具有哪个功能。此外，我们还必须调查行为问题较易发生的场合及环境。之后，工作人员根据这些评估内容，在行为问题较易发生的场合及环境中开展直接的观察，做好行为问题的记录，这样才能在评估结果的基础上建立假设，并制订具体的干预计划。

● 需要询问相关人员的关于服务对象的评估内容

沟通方式	喜好	进餐状况
·口语的有无或语言发育迟缓、可替代的沟通手段。	·喜欢的饮食、活动、物品、人物等。	·食物的喜好、进餐时间段、进餐时的具体情况等。

睡眠状况	服药状况	行为问题
·就寝时间、起床时间，睡眠时长，半夜是否会醒等。	·药品的种类、功效、副作用。	·行为问题的定义、功能、持续时间、频率、强度。

社区活动及外出机会	感觉反应问题	日程变化及环境变化给服务对象带来的影响
·从机构外出的机会、频率和参加的活动内容。	·有无特定的感觉反应过度或不足，若有的话给日常生活带来的影响。	·计划的突然改变给服务对象带来的影响。

日程表中的活动对行为问题产生的影响	每天的时间表	个人生活用品及感兴趣的物品的配置
·日程表中服务对象擅长或不擅长的活动，行为问题容易发生（不容易发生）的场合。	·行为问题容易发生（不容易发生）的时间段。	·起居室及活动室里配置的物品。

选择的机会	工作人员的配置状况	与家人接触的机会
·对于服装、饮食物、操作的内容、场所、感兴趣的活动等，可选择的机会。	·给每位服务对象配备的工作人员人数。	·与家人见面的机会，回家的机会，以及与家人见面给服务对象带来的影响。

● 功能评估访谈表（Functional assessment interview，FAI）简化版

（O'Neill 等，1997 修订版）

访谈日期：　　　　年　　　月　　　日

服务对象姓名			年龄		性别	男/女	诊断名称	
访谈者					被访谈者			
行为问题								
行为问题的定义（具体情况描述）								
行为的发生频率								
行为的持续时间								
行为的强度								
服药情况								
医疗问题及身体状况	※ 例如：哮喘、过敏、皮疹、鼻炎、月经等相关状况							
睡眠状况								
进餐情况与进餐内容								
服务对象每日作息中有多少内容是可以预知的								
选择的机会	※ 例如，食物、服装、聊天、闲暇活动等							
感觉反应过度/不足（听觉、触觉、嗅觉、味觉、视觉及其他）								
感觉总体评估的评估结果								
工作人员的配置情况	※ 例如，1：1或2：1的人员配比							
"行为问题最容易发生"的时间、场所、活动、人物等								
"行为问题最不容易发生"的时间、场所、活动、人物等								
行为问题的诱因	※ 例如，被要求做特定的事情，噪声、光亮、服装							

以下情况会对服务对象产生怎样的影响?(特定情境下的行为问题功能)	
当被要求进行困难或不擅长的任务时	
当喜欢的活动被中断时	※ 例如,正在吃喜欢的食物,正在看喜欢的电视节目
未提前告知就改变了活动时间表时	
当想要的物品无法得到,想参与的活动无法开展时	
当某个时间段内只有他独自一人时,没有来自外界的关注	
行为问题之后能得到的喜欢的事物或人物	
行为问题之后能逃避的讨厌的事物或人物	

服务对象的行为特征		
主要的沟通方法		
有无口语以外的沟通手段		
对口语指令的理解能力		
日常作息中会对行为问题产生影响的内容		
生活用品及感兴趣的物品的配置	在起居室中	
	在活动室中	
喜欢和不喜欢的食物		
喜欢的活动及物品、人物		
与家人接触的机会及情况		
机构区域内的活动及外出的机会		

对服务对象行为问题史的了解,以及之前曾经实施过哪些干预计划,效果如何?

（2）对服务对象的调查

对服务对象调查的内容，其中多数信息应该之前就已经由服务机构收集过了。例如，服务对象的年龄、身高和体重等个人基本信息，以及出生发育史、以往入住机构的经历，还有智商测验和心理检查方面的报告等。本节将主要介绍我们在开展行为问题干预之前必须进行的关于服务对象功能评估的详细内容。

1）服务对象的沟通能力

这一点可能已经包含在机构之前掌握的基本信息里了，因为了解服务对象是否具有口语能力很重要。也就是说，我们必须掌握服务对象的各种信息，如了解服务对象是否会说话，能说哪些话；在能够说话的场合，他能够以怎样的流畅度向他人表达；在不能说话的场合，他能够以哪些其他手段与他人沟通。

如果服务对象存在口语落后或者不会说话的情况，那么在向他人表达要求，获取他人的关注时，他就可能会遇到很大的困难。因此，作为口语的替代技能，服务对象是否能用手势等肢体语言进行沟通，或者能否使用图片或声音输出的设备（包括智能手机等）来向他人表达，确认这些信息同样非常重要。

如果服务对象缺乏适当的沟通技能，那就很容易发生行为问题。前文讲解过，如果这个行为问题是一种会**让周围的人印象深刻的沟通行为，那么它更容易被强化**。因为那些令人印象深刻的醒目举动，更有可能从工作人员那里马上得到反馈。

服务对象拉着工作人员的手去做某事（这种情况常被比喻为"吊车行为"），这也是一种非常简单的口语之外的沟通手段。因此，我们需要事前调查清楚，服务对象现有哪些沟通手段，以及他有可能学会哪些沟通技能。

● 服务对象的沟通能力

①是否能用口语沟通？

②口语是否落后（能说多少话）？

③口语之外有哪些沟通手段？

- 吊车行为
- 简单的肢体语言（手势）
- 用手指物
- 用手触摸物品或支持者
- 以不适当的方法表达

④是否有可替代的沟通手段？

- 用图片沟通[包括使用图片交换沟通系统（picture exchange communication system，PECS）]
- 使用声音设备（智能手机、录音机等发声设备）

● 因沟通不畅而逐渐发展成行为障碍

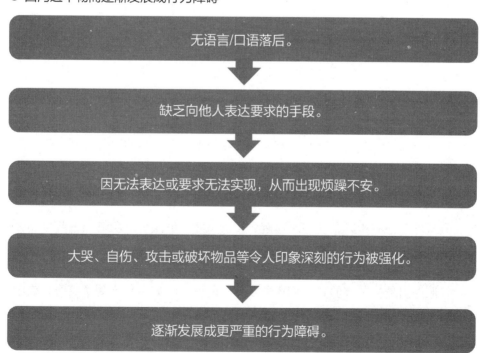

无语言/口语落后。

↓

缺乏向他人表达要求的手段。

↓

因无法表达或要求无法实现，从而出现烦躁不安。

↓

大哭、自伤、攻击或破坏物品等令人印象深刻的行为被强化。

↓

逐渐发展成更严重的行为障碍。

2）服务对象的喜好

对服务对象的喜好调查是指，我们需要了解服务对象喜欢哪些食物、玩具，以及他有哪些感兴趣的物品（包括书、杂志、动漫人物等）或活动等。此外，我们还需要了解服务对象在日常生活中有多少机会可以接触到这些喜欢的物品或活动。

之所以要调查服务对象的喜好，是因为这些喜好**可以在日常生活中起到提供动因操作的干预作用，并可以用作适当行为的强化物**。此外，在日常生活中，如果服务对象可选择的喜欢的物品或活动的机会比较多，那么这也可以对行为问题的发生起到预防作用（Bambara 和 Koger，1996）。因此，支持者需要掌握服务对象喜欢的物品和活动，并尽可能地在机构中调整环境设置，让服务对象有更多的选择机会。

进一步来说，我们事先调查了服务对象的喜好，就可以将其设定为适当行为发生之后的强化物。

了解服务对象的喜好最为快捷的方法是询问服务对象的家人，以及他在日常生活中接触的工作人员，或者其他涉及服务对象的相关支持者。但是，仍然有一些服务对象即便通过询问相关人员也无法确切了解他的喜好，那么这时我们应该如何调查呢？

食物和饮料，用作强化物的效力通常都很高，所以，不管是什么样的服务对象，在这方面的情况应该都比较容易调查。但是，对于其他服务对象喜欢的物品或活动，如果服务对象与各类物品（玩具或其他与兴趣爱好有关的物品）的接触机会一直都很少，或者缺乏各类活动的体验，那么机构为他提供的某些物品或活动，有可能是他有生以来第一次接触。因此，要了解服务对象喜欢哪些物品或活动，有时候需要让他亲身体验一下我们才好做判断。

让服务对象实际体验，我们在旁观察他的反应，**如果他出现了笑容，或者出现反复接触等认可的表现**，那么我们就可以推测这可能是他喜欢的物品或活动。

● 个人喜好及选择的效果

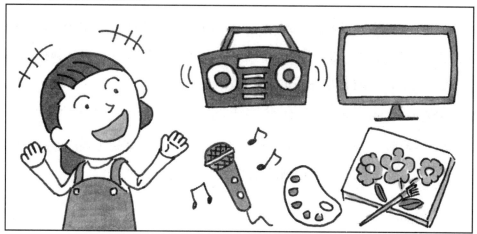

服务对象有机会接触到自己喜欢的物品或活动，并从中得到满足，那么其行为问题就会减少。

● 喜欢的物品和活动的例子

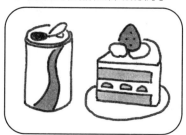

喜欢的食物和饮料。
• 食谱
• 自动售货机
• 点心

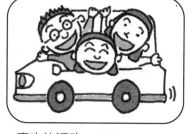

喜欢的活动。
• 外出机会
• 购物
• 旅行
• 兜风

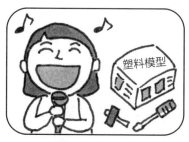

喜欢的物品。
• 与个人兴趣爱好有关的物品
• 参加兴趣活动所需要的物品

喜欢的人。
• 工作人员
• 家人
• 朋友

3）进餐状况

我们除了需要调查服务对象喜欢的食物，还必须调查他不喜欢的食物，并了解这些食物会给行为问题带来怎样的影响。此外，大部分机构的供餐时间很可能都是固定的，"服务对象在固定的进餐时间之前等不及"或"不饿时被要求进餐"，这类的特定状况也会对行为问题产生影响。

另外，有些服务对象可能存在口腔感觉方面的问题，某些食物的触感或味道可能会让他感到厌恶，因此导致他出现偏食或拒食的情况。

4）睡眠状况

有些服务对象会在半夜里频繁醒来，或者起床时间过早，天还没亮就起来，这样他白天就可能因睡眠不足而发生行为问题。如果服务对象在睡眠不足的状态下被工作人员强求完成任务，就会引发服务对象的烦躁不安，这也有可能成为服务对象发生行为问题的一个重要因素。

5）服药状况

服务对象可能由于多种原因而服用药物。例如，患有癫痫等慢性病的服务对象就不得不服药。而且，有的服务对象每次须服用多种药物。工作人员必须从医生那里获取信息，掌握药物可能给服务对象的行为带来的影响。有些药物的目的是**降低服务对象行为的水平**，那么就很有可能会影响服务对象日常生活中一些任务的执行。

6）行为问题的描述

对服务对象行为问题的调查需要掌握的信息包括：行为问题的定义、频率、强度，等等。在记录这些行为问题时，我们**必须给出具体的描述**。也就是说，不要只用"自伤""攻击""刻板"这类并不明确的描述方式，而应该用具体描述，比如，"用手掌猛烈击打自己的头部约 5~6 次""用脚重重地踢人"。

● 进餐状况的调查

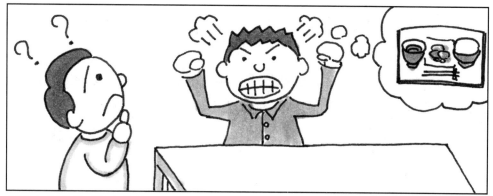

在固定的进餐时间之前等不及，不饿时被要求进餐，食谱内容与个人偏爱不同，这些情况都与行为问题的发生有关。

● 睡眠状况的调查

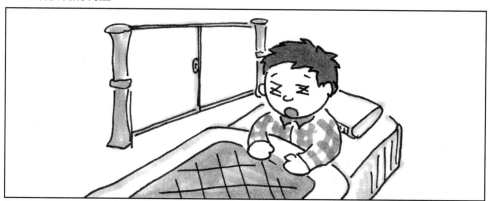

睡眠不足或其他睡眠问题都有可能会影响服务对象的行为。

● 掌握药物的影响

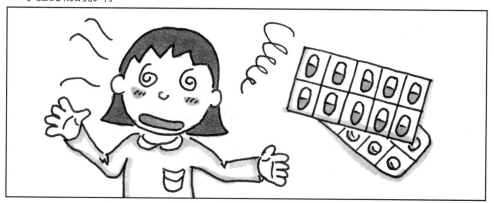

服用的药物在很大程度会影响行为，工作人员需要掌握具体药物的效力。

行为问题的频率是指该行为问题出现的频繁程度。例如，每天行为出现多次，就应该记录为"每天10次"，出现更频繁的，甚至可以记录为"每小时20次"，而出现的频率不太高的，可以记录为"每月1次"。

行为问题的强度是指该行为问题发生的剧烈程度，但实际上要测量服务对象行为问题的强度是比较难的。通常我们可以采用这样的描述方式，例如，"声音大到在室外都可以听见""能够将门打得凹进去的力度""能够在对方手腕上留下瘀青的力度"。

7）社区活动及外出机会

我们也需要调查，服务对象除了离开机构回到自己家里过夜这样的机会，还有哪些可以外出参加社会活动的机会。例如，有些全天在康复机构内居住的服务对象很期盼可以回家过夜，但由于某些原因导致回家机会极少，那么他们的行为问题就有可能受到影响。此外，有些服务对象被允许外出去商店购物的机会也很少，这就可能会减少他们的某些乐趣，也就有可能对他们行为问题的发生产生影响。

8）有无感觉反应异常（过度或不足）的问题

ASD 服务对象中有很多人会存在感觉反应（触觉、视觉、听觉、嗅觉、味觉或前庭觉等）过度或不足的问题。他们的这些感觉反应问题，周围的人很难察觉，只有他们自己才最有体会。而且，无语言的 ASD 服务对象没办法告知其他人自己的感受。因此，即使有些行为问题源于这类感觉反应的过度或不足，旁人也可能只是错误地认为是服务对象自己不努力等，结果导致工作人员在提供支持时方向上出现错误。

因此，工作人员有必要确认服务对象是否可能存在感觉反应过度或不足的问题。

● 记录行为问题时的注意点

行为问题的定义 （具体描述行为）	・例）用手掌拍打他人的后背。 ・例）躺在地上，手脚拍打地面，大声哭叫。
行为问题的频率 （次数）的记录	・例）每小时20次，每天5~6次，每周1次等。
行为问题的强度 （剧烈程度）的记录	・例）椅子被打坏。 ・例）脸被打肿。 ・例）声音很大，在机构外都能听见。

● 社区活动及外出机会

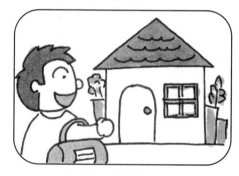

回到自己家的机会。

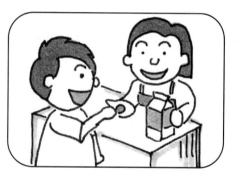

外出购物或旅行的机会。

● 服务对象存在感觉反应过度或不足的问题

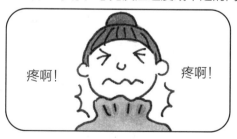

感觉反应过度。

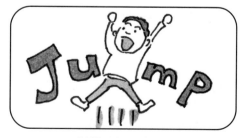

感觉反应不足。

有时候，我们通过服务对象的行为特点就能了解到一些情况。例如，服务对象极端厌恶被他人触碰的话，那么很可能他的触觉反应过度；服务对象在人多的地方不肯靠近，或者用手捂耳朵的话，那么很可能他的听觉反应过度。此外，服务对象尿失禁的频率比较高的话，那么很可能他的排尿感觉反应不足。

但是，感觉反应过度或不足因人而异，只有服务对象本人才知道。如果服务对象无语言，周围的人就只能通过其行为来推测，所以研究人员才开发出能够客观评估感觉反应问题的工具——《感觉总体评估（日本修订版）》。

9）关于日常活动的改变及环境变化对行为问题的影响

ASD 服务对象中有很多人会对周围环境的变化显示出极度不安。除了在计划突然变更时，他们还会在第一次参与的活动期间，或者在第一次见面的人面前，或者在第一次进入的场所内，特别容易表现出不安。因此，工作人员需要认真讨论，服务对象每天的活动时间表上有多少是可预测的内容，这是很重要的。

关于服务对象每天进行的日常活动，我们在调查"在工作人员不给予指令的情况下，服务对象是否也能自发行动"这一项时就已了解过。重要的是我们应了解服务对象日常活动中包含多少不规律的内容。

例如，全托安置机构里的防灾演练及去医院诊疗等突发性的活动内容，或者是每年 4 月份机构内的人事变化等，我们都需要考虑。

如果服务对象很熟悉并习惯的工作人员换成了完全不同的新人，显而易见，这可能就会越来越增加服务对象的不安。所以我们有必要考虑计划变更及环境变化会对服务对象的行为问题产生的影响。

● 感觉问题的影响

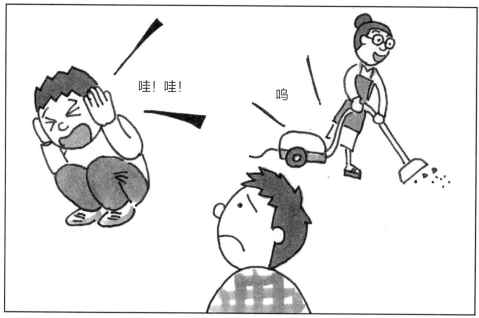

感觉反应过度或不足可能会表现为，因感觉反应过度而引起的逃避/回避的行为问题，或者因感觉反应不足而引起的过度追求感觉刺激的行为问题。

● 计划变更及环境变化引起的影响

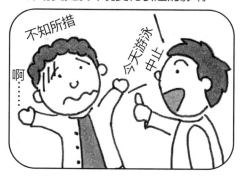

变更的日常活动及突发活动
也许会影响行为。

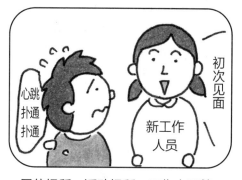

居住场所、活动场所、工作人员等
周围的变化也许会影响行为。

10）日程表中对行为问题有影响的内容

每天的活动安排中也许会有对服务对象的行为问题有影响的活动内容。这时我们要把服务对象一天的活动按照时间顺序记录下来，逐一调查每个活动会对他的行为问题产生怎样的影响。**有些活动内容也许会让服务对象感到厌恶，而有些活动内容则不容易引发行为问题。**另外，活动场所也可能会对服务对象的行为产生影响，所以调查他在每个场所的行为也是非常重要的。

例如，服务对象的行为问题在日常生活的居室及活动室不容易发生，但在操作间频繁发生的话，我们就需要记录服务对象在操作间时的行为及环境的数据。这时我们要注意，除了记录操作内容，还要记录工作人员和周围其他服务对象等这些只要有可能对服务对象的行为问题产生影响的因素。

此外，我们也需要考虑在居室及活动室不容易发生行为问题的条件。因为在制订干预计划的时候，减少会引发行为问题的条件，增加不容易引发的条件，对减少行为问题的发生是有帮助的。

为了确认服务对象的行为问题是否受到了活动的影响，我们有必要在活动时间进行记录。例如，用散点图（参见第 64 页）记录可以确认行为问题是否在特定的活动时间段发生。进一步来说，用 ABC 记录法等来确认行为发生前的状况及前提，明确行为问题发生后的结果等是非常重要的。

此外，用散点图记录还可以明确行为问题没有发生的时间段，我们通过调查这些时间段的活动及状况等，也许就可以找到行为问题的起因。

● 场景及活动不同，行为问题的发生情况也不同

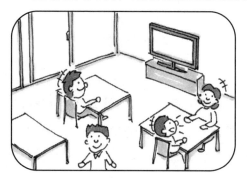

①例如，在居室及活动室
服务对象不发生行为问题。

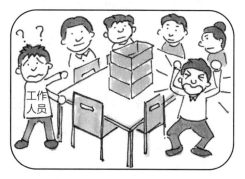

②但是，在去操作间的途中
服务对象会发生行为问题。

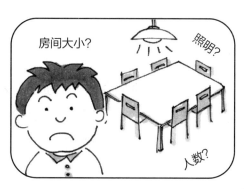

③首先调查在操作间时服务
对象的行为及环境。

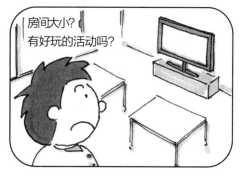

④进一步调查，在居室及活动室时
服务对象不容易发生行为问题的条件。

（3）服务对象的生活环境

在调查服务对象的行为问题时，很重要的一点就是要确定服务对象所处的生活环境对行为问题产生的影响。

例如，如果服务对象的周围有很多人在吵吵闹闹，那么这就有可能使该服务对象感到烦躁，进而导致他发怒；如果该服务对象还存在听觉反应过度的问题，那么这种影响就会更明显。此外，如果服务对象的房间里有一些他喜爱的物品或可以使他放松的物品，那么他的生活内容就会更丰富，而如果他的房间里什么也没有，那么他的适当行为就有可能会减少，行为问题就更容易发生。另外，有研究表明，如果服务对象周围没有什么物品，生活环境较为贫乏的话，那么刻板行为就会更容易出现（Kennedy 等，2000）。

1）每日作息时间表

服务对象在机构环境中一天的活动是怎样的流程，活动内容对其行为问题有怎样的影响，这些都需要调查。除了设置每天的起床、进餐及洗浴等时间安排很固定的活动，机构也许还会设置一些独特的活动。日程安排对服务对象的影响是因人而异的，因此我们需要确定什么样的活动安排和在哪些时间段内行为问题比较容易发生，或者反过来，什么样的安排和在哪些时间段内行为问题不容易发生。

2）个人生活用品及其喜欢的物品的配备

我们应该了解服务对象居室里的生活用品及其喜欢的物品的配备情况。前文讲述了，如果机构环境中什么都没有的话，服务对象的不当行为或刻板行为就会容易出现。也就是说，调查服务对象生活的居室及机构内，配备的生活用品和他喜爱的物品情况很重要。

● 与生活环境的相互作用

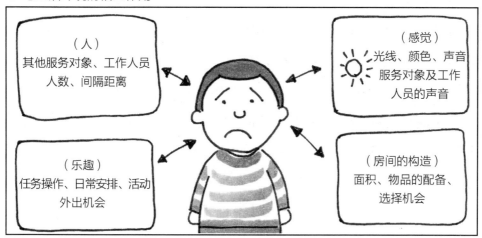

服务对象的生活环境会给其行为带来很大的影响。

● 时间表及日常活动的影响

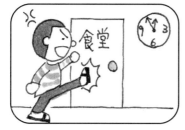

调查行为问题比较容易
出现的时间段。

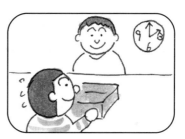

调查行为问题不容易
出现的时间段。

● 物品的配备

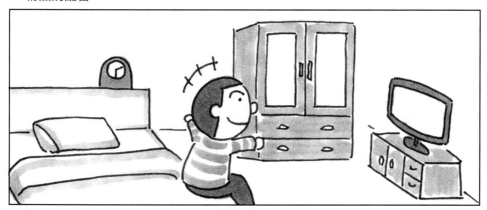

调查服务对象的周围环境中放置了哪些物品。

3）选择机会

我们平时生活的环境中会有各种选择机会。就拿用餐来说，用餐时间和食品数量、品质，以及在哪里吃、与谁一起吃，等等，我们都有机会做出多种选择。

我们之所以要调查服务对象的选择机会，是因为他们的选择机会越多，他们的生活质量也就越高（望月，2001）。服务对象除了用餐的选择，日常生活里还有很多其他可以选择的事项，如洗浴、着装、做任务、活动、外出等。我们需要仔细了解服务对象在机构的生活过程中有多少这样的选择机会。

4）工作人员的配备情况

我们还应该了解机构为每一位服务对象配备了多少工作人员。如果配比太少，那么工作人员的负担可能会比较大，他们就有可能会因精力不足而无法提供充分支持。此外，工作人员参加工作的时间长短和能力上的差异可能也会导致他们在应对行为问题的方法上存在差异。因此，我们需要了解并记录是否有特定的工作人员会对服务对象的行为问题产生影响。

5）与家人接触的机会

在全托机构中，有些服务对象与家里人接触的机会非常少。尤其当服务对象强烈地要求与家人见面或与家人一起外出时，机构能否提供实现的机会，这很可能会对服务对象的行为问题产生影响。如果服务对象难得与家人见一次，那么他很可能会处于兴奋状态下，与家人见面之后，这种兴奋状态时常会引发行为问题。

因此，我们应该调查服务对象与家人见面的频率，了解他与家人一起外出和回自己家的情况可能会给其行为问题带来哪些影响。

● 可选择的项目

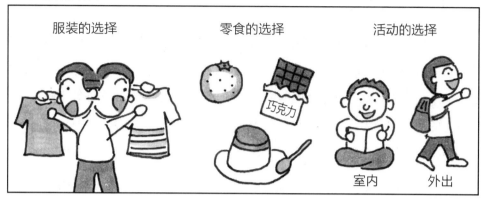

服务对象选择机会的多少会对其生活质量产生影响。

● 工作人员的配备数量带来的影响

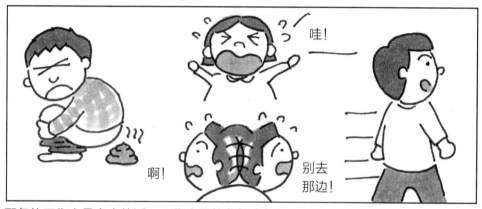

配备的工作人员太少的话，工作人员的负担会加重。

● 与家人接触的机会

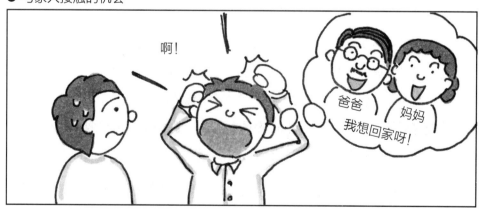

服务对象对与家人见面的期盼，会影响其行为。

（4）记录方法

我们要想详细调查服务对象的行为问题，那么对其行为的记录是必不可少的。很多服务机构都要求工作人员每天有序地对服务对象的表现进行记录，但是，如果记录的只是每日生活内容的流水账，也许就很难据此详细地了解行为问题发生的前提和内容。此外，行为问题发生前后的情况，以及服务对象可以做到的适当行为，都有必要记录下来。

常用的记录方法有 ABC 记录法，以及散点图和时间采样等具体做法。

1）ABC 记录法

ABC 记录法记录的不仅仅是服务对象的行为本身，还有行为发生之前与之后的条件。ABC 中的 A（Antecedent）是指行为发生的前提或条件，即前提 / 条件，B（Behavior）是指服务对象的具体行为，即行为，C（Consequence）是指行为发生之后服务对象得到的结果，即后果。

ABC 分别记录哪些内容呢？首先，B（行为）要求具体记录服务对象的行为问题。这里需要强调的是，记录的写法不能只是简简单单地写成不够明确的"破坏物品"或"自伤"，而应该写成具体的描述，比如"用双手用力推倒房间里的书架""用右拳猛烈击打自己的头顶部 10 次左右"，这样其他人读了之后才能很容易地明白具体行为是怎样的。

因为，对于每天在服务对象身边陪伴的工作人员来说，就算他们没亲眼看到，也可能只凭那种不明确的"自伤"或"破坏物品"的简单描述，在一定程度上想象出行为会是怎样的，但是，对行为具体的激烈程度、频率、发生的场所或其他状况等详情，就很难从这种记录中获得了。而 ABA 干预需要通过具体的描述来明确行为的细节（需要对目标行为做出定义）。

其次，C（后果）描述的是"行为发生之后（紧随）的结果"，即紧接着行为发生之后的情况。这里要说明周围环境发生了怎样的变化，服务对象得到了怎样的强化，工作人员是如何对应的，等等。

● ABC记录法的例子

A（前提/条件）		B（行为）		C（后果）
服务对象甲在活动室里发出整个房间都能听到的大叫声。		正在甲旁边的服务对象乙用力拍击了甲的后背2~3次。		附近的两位工作人员过去制止了甲。

A（前提/条件）		B（行为）		C（后果）
工作人员丙走进活动室。		服务对象甲靠近丙，用力击打自己的头5~6次。		丙对甲说，"不要这样啊"，同时制止了甲的击打。

A（前提/条件）		B（行为）		C（后果）
服务对象甲到了任务操作的时间却不从自己房间里出来，于是工作人员丙拉着甲的胳膊把甲从房间里硬拉了出来。		甲仰面倒地，一边大叫，一边用手、脚拍打地面。		丙对甲说："你在房间里休息吧"。

A（前提/条件）		B（行为）		C（后果）
晚饭结束10分钟后，这时什么都不用做。		服务对象甲在房间里咚咚地反复敲墙。		工作人员丙进去，对甲说："住手！"

这里，最需要明确的是，服务对象出现行为问题之后从谁那里得到了怎样的强化。有的时候，服务对象可能因获得工作人员的斥责而感受到"他理我了，给我关注了"，而这恰恰会使行为问题被强化。

或者，有的时候，服务对象在任务过程中出现行为问题，随后工作人员要求他离开工作间去其他房间，这样，服务对象就可能因此而避开（逃避）在任务场所中的被其他人打扰的厌恶刺激。

然而，要更为具体地确定这些行为后果的意义（功能），我们还须详细了解行为发生的前提及行为发生前的环境条件（A）。

A（行为发生的前提及行为发生前的环境条件），可以分成"行为发生的前提刺激"与"行为发生前的环境条件"。如何判断行为发生的前提呢？我们可以根据"该前提出现后，行为就发生了"来进行分析。

例如，过马路时，信号灯是红色的话我们就会停下，相反，信号灯是绿色的话我们就会过去。在这里，过马路与否，需要有"信号灯是红还是绿"的前提刺激出现。

同样，在行为问题上我们也可以这样考虑。调查行为问题发生之前有怎样的前提刺激是非常必要的。例如，"其他服务对象发出了很大的声音"之后，服务对象马上出现自伤行为"用头撞墙"，在这个例子中，我们可以推测"其他服务对象发出很大的声音"就是自伤行为的前提刺激。

此外，我们还有必要了解"行为问题发生前的环境条件"，因为行为问题发生前的周围环境，很有可能与行为问题的出现有关。

例如，服务对象比较容易发生行为问题的情况包括，"周围的人很吵闹""有人发出很大的声音""有臭味""气温很高""闷热"等各种环境情况，还包括服务对象本人的身体情况，例如，"牙疼""肚子疼""身体不适""心情烦躁""因花粉刺激而不适"，这些情况都会很大程度地影响其行为问题的发生。

●举例：ABC 记录表

ABC 行为观察记录表   日期＿＿＿年＿＿月＿＿日~＿＿月＿＿日

记录对象：丙

※ 尽可能具体地描述

※ 行为等级：高（5·4·3·2·1）低（可以主观地做出判断）

日期	时间	（场景/活动）状况（E）	前提是什么（A）	出现了什么行为问题（B）	产生了什么结果（C）	行为等级
6/8	14:45	（折纸盒的任务）不喜欢的活动 闷热	从其他房间传来嘈杂的声音	把桌上的工具扔到地上，把纸盒扔得到处都是	工作人员连续3次发指令要求他收拾干净，可他并不听从，坐着不起身	3
6/9	14:00	（折纸盒的任务）不喜欢的活动 任务开始时	工作人员给出的指令	把桌上的纸盒和工具扔得到处都是	工作人员发指令要求他收拾干净，可他并不听从，坐着不起身	3
6/11	14:30	（折纸盒的任务）不喜欢的活动	没有什么特别，在慢慢地做任务的过程中	突然发出很大的叫声	工作人员发指令要求他安静	1
6/14	14:00	（折纸盒的任务）不喜欢的活动 任务开始前	工作人员发出指令要求他去操作间	身体僵硬不动，大声地拒绝	过了30分钟他还不动，于是工作人员带他回到自己的房间	2
/	:	（　　　　）				
/	:	（　　　　）				

2）散点图

散点图这种记录方法，是将时间分成一个一个的时间段，如果在某个时间段内服务对象出现了行为问题，我们就在该时间段处做个记号（比如打√等）。

这样的记录，可以让工作人员了解服务对象的行为问题是在哪个时间段里以何种程度出现的，或者是在开展哪些活动时出现的。

我们可以根据服务对象行为问题的发生频率来设定时间段的长短。如果服务对象的行为问题发生频率很高，每次发生间隔很短的话，那么我们可以设置较短的时间段来记录（例如，每段 5~6 分钟）；相反，如果服务对象的行为问题发生频率不高，每天只有 2~3 次的话，那么我们可以将时间段设置为 1 小时，工作人员每小时记录 1 次就可以了。

此外，如果服务对象的行为问题不止 1 个，而是存在多个的话，那么我们可以先选择其中干预需求较高的、工作人员较好处理的几个来记录，不过，一般不超过 3 个。因为如果要记录的行为问题太多，漏记的可能性就会增加。

当服务对象存在多个行为问题时，即便我们决定只选择其中 3 个来做记录，那也应在记录时仔细做好区别。对于不同的行为问题我们应该做出不同形式的记录。例如，用√来记录"用手指甲抓挠自己的自伤行为"，用△来记录"打他人耳光"，用□记录"在房间里随地小便"，我们通过这样的区分来使日后再查看时不至于搞混。

另外，如果某个行为问题的出现跨越了 2 个时间段，那么在这两个时间段上我们都应该做记号。

● 散点图记录表的实例

服务对象姓名：＿＿＿＿＿＿＿＿　　　　　日期 20　　年 6 月 7 日 ~ 6 月 13 日

【行为问题】（例）用手指甲挠头，打别人的头 2~3 次 √

	6/7 （星期一）	6/8 （星期二）	6/9 （星期三）	6/10 （星期四）	6/11 （星期五）	6/12 （星期六）	6/13 （星期日）
6:00~							
7:00~	×		×	×		×	
8:00~		×					
9:00~							
10:00~							
11:00~	×				×		
12:00~			×	×			
13:00~				√			
14:00~	√		√		√		
15:00~							
16:00~							
17:00~	√						
18:00~							
19:00~							
20:00~							
21:00~							
22:00~							

（5）制作图表

制作图表是为了让工作人员能够直观而明确地了解服务对象的行为，并据此评估干预效果。视觉化的图表可以用来展示干预效果，可以更清晰地说明服务对象的行为问题及适当行为的增加效果。如果干预有效果，服务对象的适当行为增加了，行为问题减少了，工作人员就可以从图表上一目了然地看到这些结果，确认自己的干预方法没有问题，进而增强了自己的干预信心，也增大了自己支持服务对象的动力。因此，定期地将服务对象的行为记录图表化，在办公室的墙上展示出来，有利于提高工作人员的工作动力。

图表应该根据支持者记录的数据来制作。

原则上图表用折线图或柱状图来绘制就可以了。图表的最大好处是，能够一目了然地看到服务对象在干预开始前（基线）和干预开始后的行为数据的变化。我们在这里讲解一下最常用的折线图的制作。

首先，所有图表必须先做出 X 轴（横轴）和 Y 轴（纵轴）。X 轴表示时间，Y 轴表示行为频率（次数）或比率。先说 X 轴，如果行为问题高频发生，X 轴的刻度就可以设为一天一个刻度，如果行为问题是一个月只发生几次的低频行为，X 轴的刻度可以设为一个月一个刻度。Y 轴是服务对象或工作人员的行为频率（次数）或比率（%）。确定了 X 轴和 Y 轴之后，我们可以根据实际记录的数据，对应上时间（天或周或月）和行为频率（次数）或比率，画出每个数据点的位置，然后将各点用线连起来。

为了明确表示干预开始前后的行为数据的差异，干预开始前的数据（基线）和干预开始后的数据之间不必用线连接。我们可以在两者中间画出一根竖线，这样分割开干预开始前和干预开始后的数据，使得变化更为清晰。在干预开始前的数据上方标出"干预开始前（基线）"，而在干预开始后的数据上方标出"干预开始后"，以令图示更加明确。我们可以使用软件 Microsoft Excel 来帮助画出更为准确、漂亮的图表。

① 根据记录的数据制作图表。

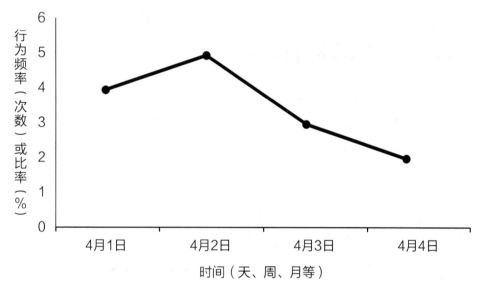

② 干预开始前后用虚竖线分割,上方写文字说明。

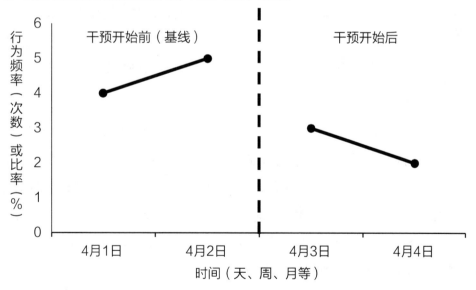

2　行为问题为什么会发生?

(1) 定义服务对象的行为问题

　　调查服务对象的行为问题时，我们最先要做的就是明确地定义这个行为问题，"具体是指怎样的行为?"这需要我们从很熟悉服务对象的工作人员及其家人那里收集信息，从而确定需要干预的行为问题。如果服务对象存在多个行为问题，那么我们应该优先选择干预需求度最高的行为问题作为目标。

　　在确定和选择行为问题时，我们很可能会把最激烈的行为作为干预目标。但这里需要注意的是，我们必须通过观察和讨论分析，看多个行为问题之间是否存在行为链。也就是说，**我们需要调查这个最激烈的行为在进展到这个程度之前是否存在"先兆行为"**。

　　例如，通常人们很容易会把"用力打人"这样的激烈行为作为干预目标，但服务对象在出现这个行为之前，也许会有"大声吵闹"的行为。也就是说，"用力打人"这个行为问题可能会存在这样的行为链，"大声吵闹 →（被工作人员阻止）→用力打人"。

　　那么，我们在此就不应该只将"用力打人"的行为作为对这名服务对象的干预目标，而应该将其前兆行为"大声吵闹"作为干预目标。如果只是将"用力打人"作为干预目标的话，那么工作人员肯定会承担较大的负担，需要应对的行为也更加艰难，而且在实际当中对此能提供的干预也往往非常有限。因此，如果我们将前兆的"大声吵闹"行为作为干预目标，工作人员的负担就会比较小，服务对象本人及周围环境受到的冲击也会比较小。

　　还有一个重要问题，我们在定义行为问题时，必须对服务对象的行为问题进行具体描述。具体描述的要点就是，不使用抽象的词汇。那些抽象词汇通常只是在以更宏大的视角来看待事物时才使用，例如，"引起了恐慌""跑出去了""是因为多动"。这样的表达方式，虽然看上去好像是在对行为进行说明，但其实没有介绍清楚细节。要实现具体描述，就要对事件的细节做好说明。例如，"大声哭叫了约 5 分钟，声音大到隔壁房间都能听到"，这样的具体描述，就算不在现场的第三者看了也能够清楚地了解发生了什么。此外，为了做好具体描述，我们还应该注意在叙述中不要使用"没有做 ××"之类否定形式的表达。因为使用这样的否定形式的表达方式，并没有说清楚出现了什么行为。因此，我们应该使用"他没有做 ××，而做了 ××"之类的表达方式，这样才能更好地描述实际发生的行为表现。

● 行为问题构成行为链的实例

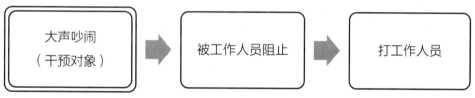

当多个行为构成行为链时，我们可以将行为问题的前兆行为作为干预目标。

● 对行为进行具体描述的实例

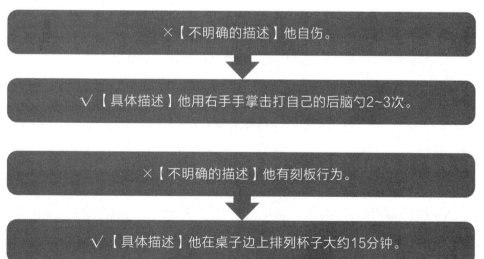

（2）调查行为问题的功能（作用）

与早年不同，我们现在已经知道，行为问题都是具有某个功能（作用）的（Iwata 等，1982）。支持者的一项非常重要的任务就是对行为问题的背景进行分析，"服务对象是因为什么（以怎样的目的）而做出了问题行为呢？"例如，很多无法运用口语顺畅地开展交流的智力障碍人士或 ASD 人士，因难以向他人表达自己的意愿而感到烦躁。这就会成为前提，引发他发怒、自伤及攻击等行为。

也就是说，我们可以认为，在很多情况下，服务对象的行为问题是由他们无法与他人顺利地沟通而引起的。

行为问题的功能（作用）可以分为 4 类，分别为获取关注（关注性质）、满足需求（需求性质）、逃避 / 回避讨厌的事物（逃避 / 回避性质）和获得感觉刺激 / 去除不快感觉（感觉刺激性质）。

关注性质的行为功能是指，来自他人的关注是该行为的强化物。例如，某服务对象每次大声哭叫的时候，工作人员就会担心他，并与他说话、接触，这个结果就会强化"大声哭叫"的行为。

需求性质的行为功能是指，当服务对象有想要得到的物品、想要去做的活动时，行为问题可以帮助他实现这些需求，从而导致行为问题被强化。

逃避 / 回避性质的行为功能是指，当有令服务对象讨厌的事物（事情）存在时，行为问题可以有效地帮助他逃离这个讨厌的事物（逃避），或者可以不去做这些讨厌的事情（回避），这也会导致行为问题被强化。

感觉刺激性质的行为功能是指，行为问题本身可以让服务对象获得快感并得以消磨时间，或者服务对象可以通过这些行为去除痛、痒等厌恶感觉，这样也会给行为问题带来强化。

根据服务对象的具体情况，有的时候 1 个行为问题可能会具有多个（即 2 个以上）行为功能。因此，支持者在开展干预前，需要通过功能分析 / 访谈，向相关人员询问，或者使用行为问题动因评估量表（Motivation Assessment Scale，MAS）和直接观察等方法，仔细分析服务对象行为问题的功能是获取关注、满足需求、逃避／回避讨厌的事物、获得感觉刺激／去除不快感觉之中的哪一种。

● 无法顺利沟通时，很容易引发服务对象的行为问题

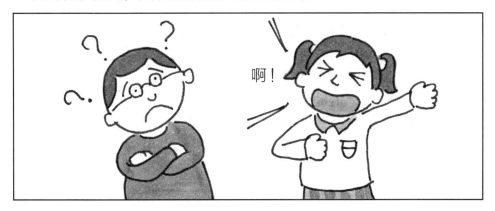

● 人的行为是具有功能（作用）的，行为问题的功能（作用）可以分为4种

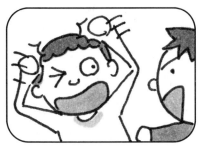

获取关注。

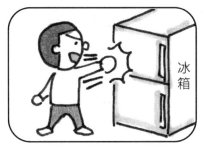

满足需求。

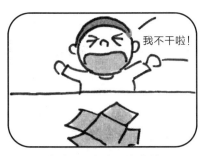

逃避/回避讨厌的事物。

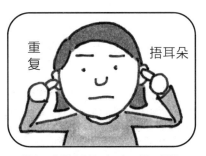

获得感觉刺激/去除不快感觉。

1）关注性质的行为功能

关注性质的行为功能不是指服务对象关注他人，而是指服务对象获得了他人的关注，并且他人的关注成了强化物。这里的关注强化物有多种情况，而不是只有"被人直接看见"才是强化物。下文描述了几种常见的关注强化物的类型。

第一种，工作人员的斥责。工作人员的斥责通常都会成为惩罚（至少工作人员自己是这么打算的），但如果服务对象的行为问题出现后工作人员采用斥责的方法，而行为问题仍然继续出现的话，那么工作人员的斥责就很可能成了强化物。如果工作人员斥责之后，服务对象发出嬉笑，甚至一瞟一瞟地看工作人员的话，那么这种可能性就更高了。

第二种，工作人员笑起来或露出笑容。也许这些表情是工作人员无意中做出的，但是如果服务对象的行为问题发生之后，工作人员出现了这种习惯性的笑容或者表情变化，那么这些表情就有可能会成为强化物。

第三种，工作人员跟服务对象说话。这与斥责类似，如果服务对象在寻求沟通时出现了行为问题，而工作人员马上与他开展不必要的对话，那么这种对话反而可能会强化行为问题。

此外，当服务对象向工作人员发起不适当的对话时，如果工作人员忍不住给予回应，那么这也是一种强化。例如，服务对象在任务进行中向工作人员搭话，或者反反复复向工作人员说同样的话，如果这时工作人员给予回应的话，就算是呵斥，都可能成为强化物。

第四种，当服务对象不听从工作人员的指导时，工作人员为了让服务对象接收指令，就会多次向服务对象发出相同指令，这也有可能会强化服务对象的"抗拒行为"。

第五种，当服务对象出现行为问题时，工作人员进行制止。当行为问题发生时，工作人员制止服务对象的行为，这看上去好像是正确的做法，但实际上，很多时候这恰恰会形成对服务对象的一种关注。因此，当工作人员不得不制止服务对象的行为问题时，需要小心地采用适当的制止方式，以避免成为关注强化物。

综上所述，关注有很多种具体表现，而且它作为强化物的效力很高，这需要工作人员对此有充分的认识。

● 关注是强化物的例子

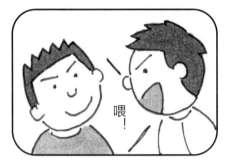

工作人员的斥责。

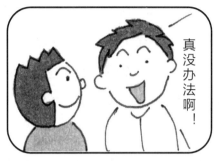

工作人员的笑容或笑起来等反应。

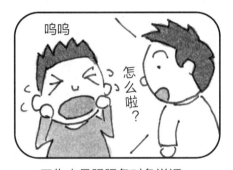

工作人员跟服务对象说话。

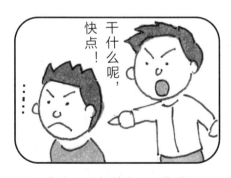

工作人员反复给出口语指令。

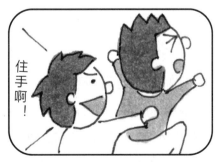

工作人员制止服务对象的行为。

2）需求性质的行为功能

需求性质的功能指服务对象通过行为问题获得了自己想要的物品或想参加的活动，行为因而被强化。需求性质的行为功能主要分为 2 类，一类是服务对象因获得了具体的物品而导致行为问题被强化，另一类是服务对象因可以做自己想做的事，或者去自己想去的地方而导致行为问题被强化。

物品的需求是指服务对象当时希望获得的食物、饮料、书和玩具，以及其他与兴趣爱好有关的物品，对这些物品的需求可以引发行为问题。换句话说，如果服务对象发生行为问题的后果是他得到了自己想要的物品，那么这个行为问题就会被强化。

在服务对象想要的物品当中，食物和饮料往往是非常强大的具有吸引力的强化物。因为它们都是非习得性强化物，是与人的生存相关的重要物品。

有时服务对象也会通过行为问题来去获得做自己想做的事，去自己要去的地方的机会，从而导致行为问题被强化。但是，这里要注意的是，行为问题未必都只是为了去做自己要做的事，有的时候，服务对象的行为问题其实是为了逃避当下所处的场合或当时正在进行的任务活动，或者是为了离开由于某些特定的不适感觉而厌恶的当时的环境或场所，这几种可能性我们都需要考虑。

要确定行为问题是否具有需求性质的功能，我们应该在行为问题发生之后，观察并判断服务对象是否因此获得了自己想要的物品，或者去做了自己想做的事、去了自己要去的地方。

虽然有时工作人员并没有因行为问题的发生而满足服务对象的需求，但是服务对象的行为问题仍然持续发生。对于这种情况，我们通常可以考虑的原因是，虽然工作人员当下没有满足服务对象的那些需求，但服务对象"过去"曾经通过如此反复的要求获得过满足，或者虽然某个工作人员可以正确应对，但其他工作人员面对同样的行为问题时会满足服务对象的这类要求。

● 需求是强化物的例子

想获得食物和饮料，
想去某个地方。

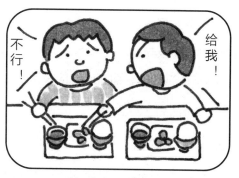

抢别人的食物。

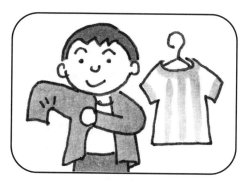

想换衣服。

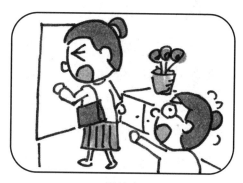

想外出。

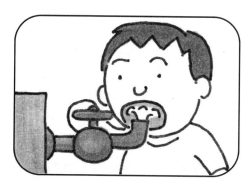

频繁喝水
（有可能是为了满足感觉需求）。

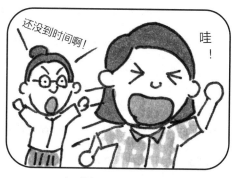

想进行下一个活动。

3）逃避 / 回避性质的行为功能

服务对象通过行为问题而成功地逃避或回避了厌恶的活动或人和物品，行为问题会因此被强化。严格地说，服务对象躲开了已经出现的厌恶的事物，在 ABA 中被称作"逃避"，而在厌恶的事物出现之前就避开，在 ABA 中被称作"回避"。

在前面的"强化原理"一节里我们说到过，躲开或避开厌恶的事物，对服务对象来说是件好事，因而这就成了强化物。

在安置机构中，行为问题具有逃避 / 回避功能的情况很常见，这常常会出现在任务场合中。例如，当工作人员强行要求服务对象去做他不擅长且厌恶的任务时，或者工作人员要求的任务量超出了服务对象的承受范围时，那么具有逃避 / 回避功能的行为问题就很容易发生。

此外，工作人员需要考虑自身的一些因素。例如，工作人员明知某项任务活动是服务对象很厌恶的，却仍然反复要求他参与。再如，工作人员一边向服务对象发口头指令，一边用力地给予服务对象肢体上的敦促，这往往会让服务对象在任务操作过程中感到难受，从而导致具有逃避 / 回避功能的行为问题的发生。

具有逃避 / 回避功能的行为问题，有的时候也可能源于服务对象感觉上的不适。也就是说，服务对象因感觉反应过度试图逃避当前令他厌恶的环境，从而引发了行为问题。例如，如果服务对象存在听觉反应过度，那么嘈杂的环境就很可能会令他厌恶。尤其是当周围环境里其他服务对象在大声喧哗时，或者当他被要求在嘈杂场所中参与活动时，服务对象都容易出现具有逃避 / 回避功能的行为问题。

另外，在机构里生活工作人员往往会预先安排好很多活动，这需要服务对象必须配合完成。而如果活动当中存在服务对象非常厌恶的某种因素，那么具有逃避 / 回避功能的行为问题就很容易出现。因此，在确定行为问题的功能时，很重要的一点就是，要调查服务对象在各个场合下参与了怎样的活动，并了解环境中的周围其他人物会给服务对象带来怎样的厌恶刺激。

● 具有逃避/回避功能的行为问题的前提是厌恶刺激

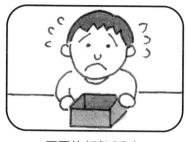

厌恶的任务/活动。

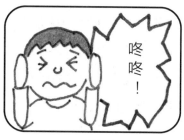

噪声。

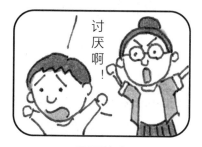

厌恶的人。

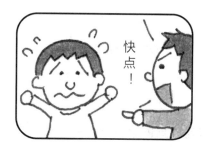

工作人员的强制指令或
不断重复的指令。

● 逃避是指服务对象从已经出现的厌恶条件下逃离，因而行为问题被强化

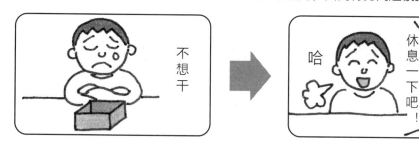

● 回避是指服务对象在厌恶刺激出现之前就躲开，因而行为问题被强化

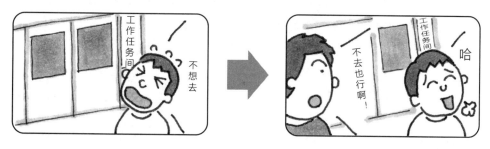

4）感觉刺激性质的功能

感觉刺激性质的行为功能是指，服务对象自己的身体感觉形成了行为问题的动因。感觉刺激性质的行为功能与前面 3 种功能不同，它没有与他人沟通的作用。也就是说，如果服务对象的某个行为问题具有感觉刺激性质的功能，那么他在周围没有其他人的时候也会做出此行为。

具体来说，感觉刺激性质的功能可以分为 2 种，一种是为了使自己获得感觉刺激而出现的行为问题，另一种是为了去除不快的感觉而出现的行为问题。

服务对象为了使自己获得感觉刺激而出现的行为问题，很多都是刻板行为或自我刺激的行为。这类刻板行为包括身体前后摇晃、捂耳朵、舞动手等身体活动，还包括重复广告词等口语行为。这类**为了获得感觉刺激而出现的行为问题，多与感觉体验匮乏有关**。也就是说，感觉体验匮乏的情况下服务对象更有可能做一些追求自我感觉刺激的行为（感觉探求）。而且，人类是难以忍受空闲（缺乏环境刺激）的生物，当环境刺激很少的时候，人们很容易去做一些能够获得自我刺激的行为（例如，大学生在听不懂老师讲课时会在笔记本上乱涂乱写等）。

另外，服务对象为了去除自身的不适感而做出这类刻板行为的情况也很常见。例如，服务对象可以因此去除身体的痛痒感和其他不舒服的感觉。再如，蛀牙很疼时，他们不停地拍打自己的脸，从而缓解疼痛，而这在周围人看来，很可能是自伤行为。ASD 服务对象尤其是那些没有语言或语言落后的服务对象，他们无法向周围人告知自己身体的不舒服，于是有可能通过这类行为来去除身体的不适，却常被认为是出现了行为问题，结果导致他们身体不适的问题越来越**严重**。在这种情况下，服务对象为了缓解不适，就很容易发生行为问题。

● 感觉刺激性质的功能

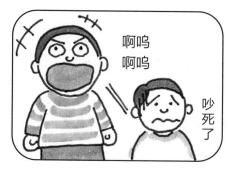

为了使自己获得感觉刺激的行为问题。

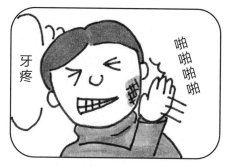

为了去除不快感的行为问题。

● 为了使自己获得感觉刺激的行为问题的实例

打发时间的行为。

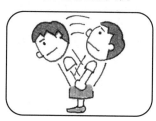

身体前后摇晃。

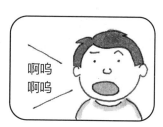

自言自语。

● 为了去除不快感的行为问题的实例

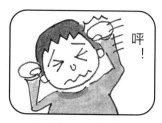

可以缓解痛痒的自伤。

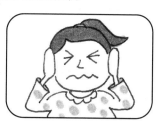

捂耳朵。

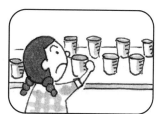

对于物品位置的刻板要求。

5）行为问题动因评估量表（MAS）

为了确定服务对象行为问题的具体功能，研究人员目前已经开发出了一些评估量表，我们可以通过询问对服务对象的行为问题比较熟悉的相关人员，比如家人或工作人员等，来分析该行为的功能。其中一个工具就是《行为问题动因评估量表》（Motivation Assessment Scale，MAS），它是由杜兰德（Durand）和克里明斯（Crimmins）于 1988 年开发的。

使用 MAS 这个评估量表评估时，每次评估只针对一个行为问题。这是因为每个行为问题的功能原本就可能不一样，如果一次同时评估多个行为问题的话，各种行为问题的功能就会混杂在一起，也就无法明确每个行为问题的功能。因此，当服务对象存在多个行为问题时，要想对所有行为问题都进行评估的话，那就需要我们运用 MAS 对每个行为问题逐一地评估。

MAS 的评估方法，使用的是从"从不发生（0）"到"总是会发生（6）"的 7 段评估。评估量表共有 16 个问题，评估者根据自己的主观印象来回答所有问题。

被评估者回答完所有问题之后，工作人员根据评估量表的问题编号记录每个问题 7 阶段评估的数字。所有的数字填完之后，按照不同行为功能算出合计数，并用合计数除以 4 算出平均数。最后，每个行为功能都会得到一个数字。4 种功能中获得最大平均数的功能就是该行为问题的功能。

此外，一个行为问题有时会具有多个功能，所以较大的平均数可能会有 2 个以上。这时，我们应该认为该行为具有多个功能。

但是，这个评估标准毕竟是根据评估者的主观认识开发的，评估结果有可能和实际的行为问题具有的功能不同，所以最终只能作为参考。

●行为问题动因评估量表（Durand，1990）

No.　记录日期：　年　月　日　记录者：

◇行为问题（<u>只写 1 个</u>，请具体描述）

———————————————————

◇行为发生时的场景（什么时候、在哪里、在做什么等具体内容）

————————————————————————

◇关于该行为，请在以下符合的项目上打√。

从不发生…………………………0
几乎不发生………………………1
很少发生…………………………2
发生和不发生的机会各半………………3
通常会发生………………………4
几乎总会发生……………………5
总是会发生………………………6

序号	问题	选项
1	孩子独处较长时间时，该行为会重复发生吗？	0·1·2·3·4·5·6
2	孩子被要求完成困难任务时，该行为会发生吗？	0·1·2·3·4·5·6
3	当您在屋里与他人讲话时，该行为会发生吗？	0·1·2·3·4·5·6
4	孩子被告知不能得到某食物、物品或不能要求其他人为自己做事时，该行为会发生吗？	0·1·2·3·4·5·6
5	如果无人在场，该行为会以同样的方式、长时间重复发生吗（例如，身体前后晃动）？	0·1·2·3·4·5·6
6	他人向孩子提要求时，该行为会发生吗？	0·1·2·3·4·5·6
7	一旦您停止对孩子的关注，该行为就会发生吗？	0·1·2·3·4·5·6
8	您（或者其他人）不再让孩子有其喜爱的食物、物品或活动时，该行为会发生吗？	0·1·2·3·4·5·6
9	孩子在进行该行为时，看着很快乐（感觉、味觉、嗅觉、视觉、听觉）吗？	0·1·2·3·4·5·6
10	孩子在被要求做什么时，会用该行为来使提要求的人生气吗？	0·1·2·3·4·5·6
11	当您（或者其他人）没有关注孩子时（例如，您在其他房间或者您在与其他人说话时），该行为会发生吗？	0·1·2·3·4·5·6
12	如果孩子得到了他所要求的食物、物品或活动之后，该行为就会停止吗？	0·1·2·3·4·5·6
13	当该行为发生时，孩子显得很愉快，对周围毫不关心吗？	0·1·2·3·4·5·6
14	当您停止对孩子的要求后，该行为会停止（5 分钟内）吗？	0·1·2·3·4·5·6
15	您觉得孩子是想以该行为来让您（或者其他人）与他多多相处吗？	0·1·2·3·4·5·6
16	当孩子想做什么而被阻止时，该行为会发生吗？	0·1·2·3·4·5·6

行为问题			场景	
评估者：			评估日期：	年　月　日
评分者：			评分日期：	年　月　日
行为问题功能	感觉刺激	逃避 / 回避	关注	需求
问题号码评分	1	2	3	4
	5	6	7	8
	9	10	11	12
	13	14	15	16
各功能的合计分				
各功能的平均分				
备注：数值的下划线显示平均分的相对排名第 1 名的功能				

6）由条件反应引起的行为问题

如前文所述，行为问题具有获取关注或满足实际需求等多种功能，也正是这些功能让行为问题得以维持。但是，除此之外，某些与生俱来的人类行为因素也会引发行为问题，这点同样需要我们加以考虑。

人类与生俱来的一些行为包括，吃食物时会分泌唾液，眼中飞进异物的瞬间会眨眼，听到打雷等巨响时心跳会加快，等等。

这些行为都不是人类后天习得的，而是与生俱来的。这些行为发生时不需要任何条件，所以叫作"非条件反应"。而诱发这些非条件反应的刺激，叫作"非条件刺激"。

非条件刺激能够诱发人类与生俱来的行为，而某些没有直接关系的刺激，如果与非条件刺激匹配在一起反复呈现，那么，这些无关刺激逐渐地也能引发同样的行为，这就叫作"条件反应"。在这里，由条件反应引发的行为不是被行为的结果所维持的，而是由前提刺激直接诱发的。

例如，一位服务对象对雷声和闪电感到恐惧，会出现出汗及心跳加快等表现。久而久之，不仅下大雨打雷时他会出现恐惧的表现，只下雨不打雷时，他也会出现类似的反应。

此外，对于存在听觉反应过度的服务对象来说，听到大的响声时他们也可能会感到恐惧，出现出汗及心跳加快的表现。因此，如果工作人员发出很大声音，服务对象就可能会受惊，这样的情况多次出现之后，该服务对象一看到这位工作人员就可能会感到不安，进而逐渐地回避，直到完全拒绝这位工作人员的帮助。

研究表明，**ASD 人士很容易感到不安**，他们并发焦虑障碍的概率尤其高（43%～84%）（Levy 等，2009）。所以，我们也需要考虑**由条件反应引起的行为问题**的情况。

● 条件反应的机制

① 非条件刺激诱发非条件反应（与生俱来的反应）。

非条件刺激

● 例：视觉反应过度的服务对象在散步时感受到强烈的阳光照射。

非条件反应

● 例：太刺眼了，闭上眼睛。感觉厌恶，心怦怦跳。

② 非条件刺激与其他刺激一起呈现，诱发非条件反应。

非条件刺激 + 其他刺激

● 例：服务对象不喜欢散步时的强烈阳光，但被工作人员强制要求去散步。

非条件反应

● 例：太刺眼了，闭上眼睛。感觉厌恶，心怦怦跳。

③ 其他刺激成为条件刺激，该刺激也能够诱发反应（条件反应）。

条件刺激（原来是其他刺激）

● 例：强制要求他去散步的工作人员走过来的身影。

条件反应

● 例：心怦怦跳。

（3）调查会引发行为问题的条件和活动安排

我们调查服务对象的行为问题，除了要对维持行为问题的行为功能（强化物）进行分析，还需调查会引发行为问题的条件和活动安排，或者行为问题容易发生的周围环境。

这些与服务对象有关的条件（环境），会影响行为问题发生的可能性和强度。

那么，引发行为问题的条件和环境有哪些呢？例如，服务对象不喜欢嘈杂环境，那么当周围人较多的时候就可能会引发他的行为问题。再比如，气温的高低，或者放置了很多视觉上闪烁的配色刺激的物品的房间等，都有可能给服务对象带来厌恶刺激，会引发行为问题。

活动安排中任务内容的难易程度和任务量，往往与行为问题的发生有关。如果工作人员给服务对象安排的是一项他不喜欢的工作任务或活动，那么服务对象就更可能会出现获取关注或者逃避／回避讨厌事物的行为问题。

此外，服务对象的身体状况也有可能与行为问题的发生有关。比如，感冒时身体不舒服，身体状态不好，蛀牙的疼痛带来的焦躁，肚子饿了，睡眠不好、很困倦，或者其他感觉问题，都会对行为问题产生影响。

再有，如果服务对象的身边是他不喜欢的工作人员或者其他服务对象，可能这位工作人员总是向他重复发出关于活动或任务的指令，或者其他服务对象频繁打扰他，也可能仅仅是他身边有不喜欢的人存在，就都可能会引发他的行为问题。

我们还需要调查清楚行为问题出现前的周围环境，因为周围环境也会影响服务对象行为问题发生的可能性及强度。也就是说，我们需要找到**服务对象不容易出现行为问题的条件、环境和活动**，并尽量提供更多的这种环境，从而达到减少行为问题出现的目的。

● 举例：行为问题即将发生的条件

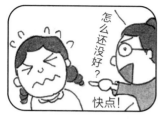 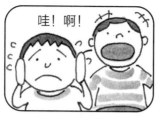 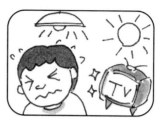

工作人员反复发出指令。　　　　周围其他服务对象的大叫。　　　　某些视觉刺激
　　　　　　　　　　　　　　　　　　　　　　　　　　　　　　　　（视觉反应过度）。

● 举例：行为问题比较容易发生的条件

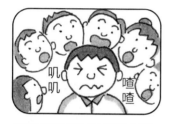 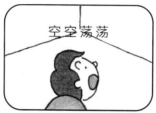 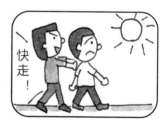

周围有很多其他服务对象　　　　周围什么好玩儿的东西　　　　不喜欢的日常活动安排。
环境很嘈杂。　　　　　　　　　都没有。

● 影响行为问题发生的其他因素

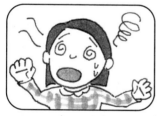 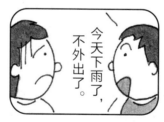 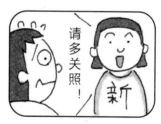

身体状况（空腹、睡眠　　　　计划突然被改变。　　　　新环境或新的工作人员。
不好、疾病、疲劳等）。

（4）从不容易出现行为问题的条件中寻找线索

前面我们已经讲解了可以使用散点图来记录服务对象一天的活动安排，调查比较容易出现行为问题的时间段。使用这种记录方法，支持者必须坚持至少一周以上的记录，才可以看出在哪个时间段上服务对象更容易出现行为问题。我们还能从中推测出行为问题更容易出现在哪些活动中。

另外，从这个记录数据中，我们还可以确定行为问题不容易出现的时间段。无论服务对象具有多么激烈的行为障碍，他都不可能 24 小时持续地出现行为问题。也就是说，我们能够从中找到一天中未出现行为问题的时间段。

确定了这样的时间段之后，我们需要思考，为什么这个时间段里未出现行为问题。也就是说，在这个时间段里一定隐藏着不容易发生行为问题的条件。

工作人员可以对服务对象的全部日常生活进行观察，推测行为问题不容易发生的条件。但是如果工作人员无法做到一对一支持的话，要这样做是非常困难的，那么也可以只在行为问题不容易发生的时间段观察服务对象的情况。

这时的记录方法可以用 ABC 记录法。行为（B）要记录服务对象"没有发生行为问题，而是在做什么"。行为前提（A）要明确记录"服务对象正在进行怎样的活动及操作""周围的状况是怎样的""服务对象本人的身体状况怎么样""周围的支持者的参与方式是什么及其他服务对象的情况怎么样"等。此外，后果（C）要记录"服务对象本人的好行为是被怎样的结果强化的"。

根据这些观察结果，**我们找到该服务对象的行为问题不易发生的好条件，可能的话，就增加和扩展这些好条件**，从而为服务对象创造出更容易做出适当行为的环境。

● 调查未出现行为问题时的环境

未出现行为问题的时间段。	调查当时的活动、场所、周围的工作人员等条件。

● 未出现行为问题的时候，观察服务对象，用ABC记录法记录

	6/7 （周一）	6/8 （周二）	6/9 （周三）	6/10 （周四）	6/11 （周五）	6/12 （周六）	6/13 （周日）
6:00~							
7:00~	×		×	×		×	
8:00~		×					
9:00~							
10:00~							
11:00~	×				×		
12:00~			×	×			

调查这个时间段的条件

● 未出现行为问题的时候，观察服务对象，用ABC记录法记录

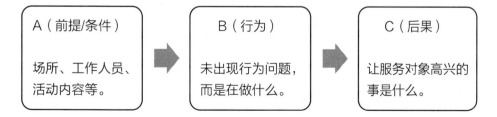

A（前提/条件） 场所、工作人员、活动内容等。	B（行为） 未出现行为问题，而是在做什么。	C（后果） 让服务对象高兴的事是什么。

（5）根据调查数据做出推测并制订干预计划

前面我们讲解了服务对象出现行为问题的 ABC 分析，包括前提／条件（A）、行为问题的具体描述（B），以及行为问题是被怎样的后果所强化的（功能）（C）。

在功能评估之后，我们需要做出总结，明确地分析服务对象的行为问题，并根据行为 ABC 的数据给出推测。

我们需要推测，服务对象的行为问题是由哪些前提因素和条件引起的（A），出现了何种表现的行为（B），又被怎样的后果所强化（C）。当然，这既然是推测，就不一定与真实情况完全符合。在观察和评估阶段，我们恐怕难以获得 100% 正确的涉及服务对象行为问题的信息，因此，我们做出的充其量也只能算"也许、大致"之类的推测。要想使评估后的推测更加接近真实情况，我们仍需要做更深入的调查。

我们写出推测时，可以这样描述：服务对象的 ×× 行为，也许是在 ×× 环境（×× 活动）中，由 ×× 前提因素而引发的，具体行为表现为 ××，这个行为被 ×× 这样的后果所强化。如此，我们就可以将服务对象行为问题的 ABC 分析做出具体的语言描述。

例如，小甲打头的自伤行为，也许是在活动室人多嘈杂的情况下，当工作人员要求小甲留在活动室内的前提因素出现时，小甲就挥动左右拳用力击打自己的头部，击打了 10 次左右，这个行为被工作人员允许小甲离开并回到自己房间去的后果所强化。

做出这样的推测之后，我们就可以分别从行为的前提／条件的控制、适当行为或替代行为的教学、行为后果的控制，以及行为问题出现时的应急处理等几个方面，开始着手设计行为干预计划。

例子：对行为问题做出推测

例1　服务对象感到困倦的时候，工作人员发出指令要求服务对象开始做任务，服务对象击打自己的头部2~3次，这个行为可能会被免除任务的后果所维持。

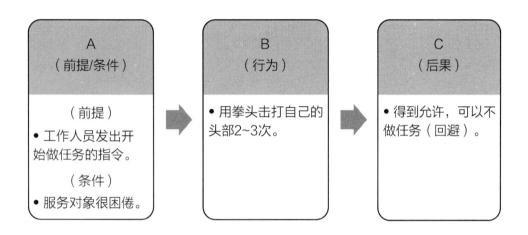

例2　周围环境很嘈杂时，其他服务对象大声叫喊，该服务对象从背后击打其他服务对象，这个行为可能会被其他人安静下来的后果所维持。

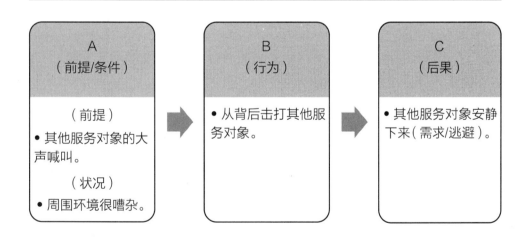

第3章

行为问题的干预方法

1 行为问题的预防方法

（1）丰富环境

　　环境是指服务对象生活居住的环境和周围物品，接触的工作人员和家人、朋友，参加的活动，以及福利项目和法律等其他社会资源，它包含所有可对服务对象的行为产生影响的因素。支持者必须了解各种环境因素会对服务对象的行为产生的影响。如果服务对象周围的物品太匮乏，居住环境不够好，与接触的人说话太少，那么，他生活中的刺激就不足，就会持续处于无聊的状态。而这些就有可能成为诱发其行为问题的间接因素。在什么也没有，无事可做，周围缺乏足够的环境刺激等很无聊的状态下，我们所有人都会试图制造出一些刺激来。更不用说那些还存在感觉反应不足情况的服务对象，无聊很可能成为他们诱发自我刺激行为或自伤行为的重要因素。

　　例如，在学校上课或接受培训时，如果内容很乏味或太深奥的话，我们同样会不听讲，像玩弄自己的手指甲，在教科书或培训资料上涂涂画画，刷手机等打发时间的行为都会被诱发出来。总之，在缺乏足够的环境刺激，或者环境中存在厌恶刺激时，我们自己都会制造一些刺激出来。也就是说，我们都无法忍受"闲得无聊"。

　　在机构里，服务对象破坏物品之类的情况时有发生，因此工作人员可能会减少服务对象房间里的物品放置，甚至会把窗帘都卸走。对于这种情况，工作人员想的恐怕只是"反正放了东西也会被他搞坏，那就没必要放置了"。

　　然而，有研究报告证明，服务对象周围放置丰富的物品更能减少行为问题。霍纳等人的研究（Horner 等，1980）将这种做法称作"环境富饶"（Environmental Enrichment）。该研究表明，对于在机构里生活的存在自伤或攻击行为问题的重度智力障碍儿童，如果我们在其周围环境中布置了玩具及其他物品，供其自由使用，那么，仅通过这样的干预办法就可以减少其行为问题。**丰富服务对象周围的环境，降低行为问题的动因，这是一个有效的干预策略。**

但是，这种干预对刺激高度敏感的服务对象无效。在干预初期，如果我们在这样的服务对象周围放了东西，对其来说反而是多余的刺激，可能会诱发其破坏物品等行为问题。因此，我们可以在初期不放东西，让服务对象以习惯环境和形成与工作人员的关系为重点，等服务对象习惯设施环境之后，再逐渐增加周围的物品。

● 因缺乏环境刺激而引起行为问题的机制

> 什么东西也没有，什么活动也没有，什么人也没有。

> 刺激不足（闲得无聊）。

> 自己制造刺激（诱发行为问题）。

● 周围放置各种物品，仅用这样的方法，就能够预防行为问题

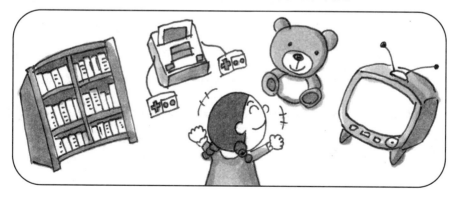

（2）制作日程时间表

日程时间表可以给服务对象提供适当行为的指示。如果服务对象每天的活动安排是固定的，那么他就可以在一定程度上对自己当天的生活状态做出预测，如果他能够平稳地度过这一天，其实就不需要特意使用日程时间表了。不过，对于活动的内容或者闲暇的时间段，如果服务对象可以从几个选项中自己做出选择，自己制作出日程时间表并遵照执行，则非常有助于他的自立。

之所以日程时间表可以起到有效的干预作用，是因为 ASD 人士对于不确定的活动安排往往会感到不安。如果他们能提前预知计划和安排，就可以减少行为问题的发生。无论是在机构里，还是在社区中，服务对象往往无法预先了解一天的计划安排，也不明确在什么时间会开展什么样的活动，或者之前已经熟悉的活动安排被突然变更，因为 ASD 人士难以应对这类突发的计划变动，因此常常会陷入不安，有时甚至会出现行为问题。而制作日程时间表对于改善这类情况非常有用。

首先，我们可以将每日的活动安排配上相应的照片或图片。至于是使用照片还是图片，这要根据服务对象的能力来定，看他更能接受（更能看懂）哪一种。如果是用照片，那拍摄照片时就应该使用纯色的背景，周围不要有杂物。贴照片或图片的日程板有纵向的海报形式，也有书本形式的（使用一些手机软件也可以）。然后，我们可以使用尼龙搭扣的魔术贴将照片或图片粘贴在日程板上，从上往下，按照时间顺序粘贴。为了让服务对象自己也能操作这个日程时间表，我们可以在开展某个活动时，将相应的卡片从粘贴位置取下来，等活动结束之后，将这张卡片放到盒子里，再继续去取下一项任务的卡片并开展相应的活动。

虽然日程时间表在各种场景里都能被使用，但我们还是优先在 ASD 人士最有可能出现行为问题的时间段上开始使用，然后逐步扩大到其他场景。

● 日程时间表的卡片

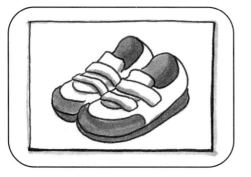

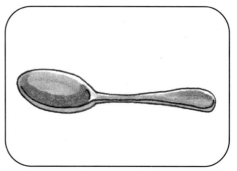

如果使用照片，应将物品拍满整张照片，背景不要有无关的东西。

图片有时比照片更清晰易懂。

● 举例：日程时间表的应用

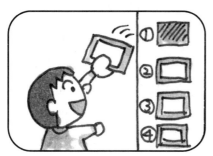

① 确认第1项活动，取下相应的卡片。

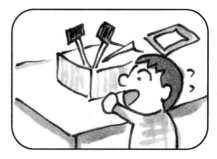

② 根据卡片内容，准备相应的工具，将卡片带至活动区。

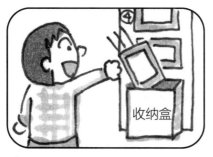

③ 活动结束之后，收拾好工具，将卡片放到日程板下方的收纳盒里。

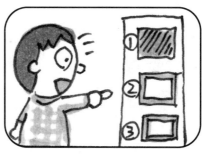

④ 确认接下来的活动安排（随后的活动也按同样方式进行）。

（3）定期给予关注

如果服务对象的行为问题是为获取他人关注而维持的话，那么定期给予他足够的关注就是一种有效的干预方法。如前文所述，有些服务对象的行为问题，其功能是获取工作人员或家人的认可、表扬或围观。当这类行为问题发生时，如果我们马上给予服务对象关注强化物，那么这类行为问题就会再次出现。对此，我们可以**在行为问题发生之前就给予持续的关注**，使得行为问题不发生，这种干预方法叫作**"固定时距地持续给予关注"**，即非依联性关注（Vollmer 等，1993）。这个干预策略的依据是，我们持续定期地为服务对象提供关注，那么服务对象会感到满足，也就不会再有意地出现那些具有关注功能的行为问题。但是，这需要我们事前通过功能分析来确认，那些行为问题是否真的是被关注强化物维持的。

采用这个干预方法时，我们首先要根据记录的行为数据来确认服务对象行为问题的发生频率。比如，10 次/小时或更少，这需要观察记录。接下来，我们可以给予服务对象相同频率的关注。根据行为问题的发生频率，我们可以确认服务对象需要关注的大致程度，进而主动给予他同样频率的关注。比如，行为问题的发生频率大概是 10 次/小时，那么至少每隔 5~6 分钟我们就应该与服务对象说话以给予关注。当然，如果行为问题发生的频率比较低，那我们也可以相应地降低给予关注的频率。但是在实际操作中，我们有必要根据服务对象当天的具体情况来调整给予关注的频率，因为当天的活动内容和周围环境因素，以及服务对象本人的身体状态都有可能会影响行为问题的发生。

在实际操作中，给予关注最基本的方法就是与服务对象说话。具体如何做，这需要我们根据服务对象喜欢的方式和内容进行选择。最重要的总体原则是，我们要考虑如何对服务对象的好行为给予足够的表扬。

● 关注功能的行为问题

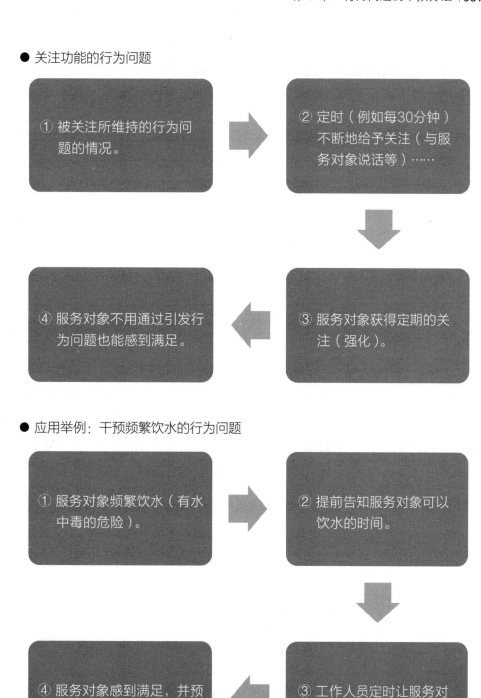

① 被关注所维持的行为问题的情况。

② 定时（例如每30分钟）不断地给予关注（与服务对象说话等）……

③ 服务对象获得定期的关注（强化）。

④ 服务对象不用通过引发行为问题也能感到满足。

● 应用举例：干预频繁饮水的行为问题

① 服务对象频繁饮水（有水中毒的危险）。

② 提前告知服务对象可以饮水的时间。

③ 工作人员定时让服务对象去饮水。

④ 服务对象感到满足，并预防了水中毒。

（4）在工作人员的指令及日常活动安排的内容上下功夫

安置机构的日常安排大多是每天固定的，因此服务对象很容易了解自己一天的活动计划，这是有利之处。然而，日常的活动内容中也可能有服务对象不喜欢的，或者容易感到厌倦的活动内容，那么它就可能会成为诱因，导致服务对象出现逃避 / 回避功能的行为问题。尤其是工作人员发出的指令很多，或者任务太难、时间过长、内容无聊、任务中可选择的机会太少等，这些因素都有可能成为服务对象发生行为问题的诱因。

对此的干预方法之一就是改变日常活动安排的内容。具体做法包括，在日常活动计划中加入服务对象喜欢的内容，工作人员的指导语言力求更加简洁清晰，以便为服务对象提供更加自然的辅助，争取让服务对象不需要语言指令也能完成任务，例如，提供活动时间表或者有照片提示的说明书，等等。如果任务太难，我们就有必要根据服务对象的能力做出调整。当然，服务对象也会因为活动任务太过简单而感到无聊，因此我们有必要对活动的适宜性和难易度做出经常性的调整。此外，如果活动时间太长，那么我们同样需要做出调整，以便从中选择最适合服务对象的时间长度。因为时间太长的话服务对象会容易感到疲惫，太短的话会感到无聊。有的时候，由于服务对象在没有出现行为问题的情况下完成了任务，工作人员就将活动时间延长过多，而服务对象有可能无法通过口语来表达自己的意愿，于是被迫参加着活动。也就是说，有时服务对象很可能是在忍耐中参与任务活动的，我们必须对此特别注意。此外，当服务对象持续地参与他不喜欢的活动时，我们有必要将活动内容变换为他喜欢的内容。如果活动内容不能变换，也就是说，不喜欢的活动也需要他进行下去的话，那就应该**加入休息时段，或者在该项任务结束之后再设置一项他喜欢的活动**。另外，即使活动内容是服务对象不喜欢的，但如果我们事先**为服务对象提供了选择的机会，那么也可以降低他对活动的厌恶**。

● 在工作人员发指令的方式上下功夫

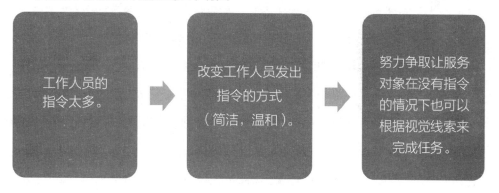

● 改变日常活动安排的内容

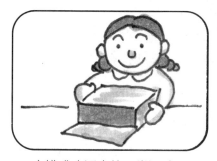

安排难度适中的日常活动。

设计服务对象喜欢的活动。

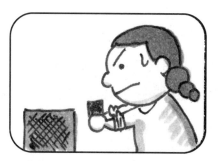

即使服务对象可以集中精力地
完成任务，也不要得寸进尺。

（5）视觉提示

工作人员向服务对象告知活动任务时，如果只是口语描述，那么有时服务对象会难以理解，尤其是很多 ASD 人士对口语指令的接受能力有限。对于日常生活中每天固定的任务安排，服务对象也许可以听从指令，不过这可能只是因为他已经熟悉了活动内容，因而会进行下去，这种情况下，工作人员的口语指令对服务对象来说只不过是任务开始的信号。而对于语言能力有限的服务对象来说，他们可能无法理解口语指令的内容，因此很难依照指令开展行动。工作人员如果不能意识到这些问题，只知道不停地发出口语指令，而服务对象又不执行，那么工作人员可能就会越来越强烈地发出口语指令，结果往往导致服务对象厌恶工作人员的口语要求，会越来越不听从指令。

面对这种情况，我们可以使用一目了然的视觉提示。在日常生活中，我们也会遇到很多种视觉提示，例如，交通标识，导航地图，卫生间的男女标志，商店的导购图，汽车导航系统等。而视觉上一目了然的东西，除了图片和照片，还有实物。

日常生活中，许多在我们看来理所当然的事情，对服务对象来说却非常困难。以基本的生活技能为例，在给服务对象的日程安排中，我们可以通过视觉化的展示，让服务对象知道天气情况，从而帮助他选择当天该穿的衣服。我们还可以将每日的三餐和零食用照片制作成菜单，出示给服务对象，让他从中做出选择。此外，刷牙、洗手、洗澡等技能，我们都可以运用图片或照片为他们制作出步骤说明，这些将会给他们带来很大的帮助。

其他视觉提示的运用，如男女卫生间用标志区分，各类活动场所用图形或记号来表示，都可以更加简明地向服务对象告知"这里是做什么的地方"。

● 使用一目了然的视觉提示

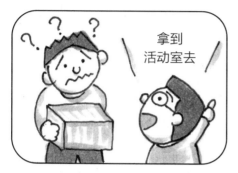

口语指令有时会令服务对象
无法理解。

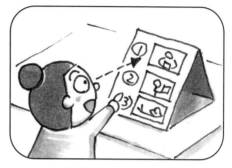

接下来该做什么，服务对象一看就
明白，很容易理解。

● 视觉提示的实例

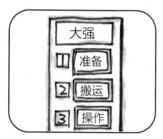

活动时间表。

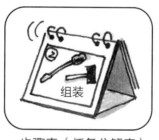

步骤表（任务分解表）。

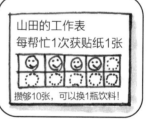

代币经济表。

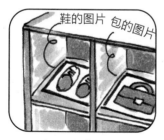

场所功能提示。

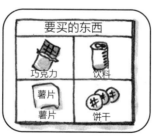

选项（清单等）。

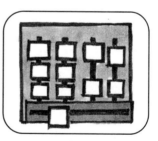

PECS®的沟通板。

（6）充实闲暇时间

服务对象在安置机构里每天的生活肯定会有闲暇时间。如果服务对象在闲暇时间可以进行自己喜欢的活动，那么即便在设施有限的机构环境里，他们也能够在一定程度上让自己在这段时间里过得很充实。但如果在闲暇时间里，他们无事可做，那么这就可能会成为引发行为问题的间接因素。对存在这类问题的服务对象，我们需要考虑如何帮助他们有意义地度过闲暇时间。

如果没有任何环境刺激的话，人们往往就会自己制造刺激。ASD 人士的刻板行为也可以看成是他们自己在制造刺激的行为。此外，由于闲得无聊，他们就可能会以行为问题来吸引工作人员或其他服务对象的关注，获得他人的反馈。因此，教会服务对象用适当的方式来快乐、满足地度过自己的闲暇时间，这有着非常重要的意义。

我们可以先在安置机构内开展帮助服务对象度过闲暇时间的活动。我们可以有组织地提供集体活动，比如散步之类的运动或外出活动等，还可以开展卡拉 OK 或集体游戏等活动。但是，**这些集体闲暇活动的缺点是很难满足每位服务对象的个人偏好**。比如，有的服务对象喜欢散步，但其他人可能不喜欢。卡拉 OK 也类似，有的服务对象喜欢唱歌，但也有人因听觉反应过度而对大声音感到痛苦。虽然我们可以考虑只让喜欢该项活动的人参加，但是这样会让无法参加这项活动的服务对象感觉自己被忽视。

因此，量身定制，为每位服务对象安排适合他度过闲暇时间的活动就变得很重要。具体的办法是，首先我们要调查服务对象的喜好，并尽可能地考虑满足其爱好的可能性；然后制作活动时间表。我们只有在明确服务对象喜欢做什么之后制作活动时间表，才能更好地帮助他们度过充实的闲暇时间。

● 为服务对象安排度过闲暇时间的活动

活动安排	优点	缺点
集体活动。	合理支持，工作人员工作量较小。	服务对象的喜好不同，无法满足所有人。
为服务对象提供个别化活动。	能够满足服务对象的个人喜好。	工作人员的工作量较大。

● 服务对象个人喜好的评估方法

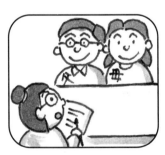

向服务对象本人及其家人询问其喜好。

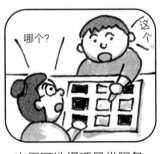

出示可选择项目供服务对象自己挑选。

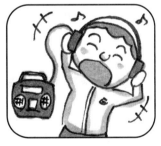

逐个让服务对象尝试，观察其表情及反应。

（7）提供选项

与在社区生活的服务对象相比，在安置机构环境下生活的服务对象可选择的活动项目很可能受到了限制。尤其是在全托服务的机构里，他们外出的机会比较少，参与社区活动和社会活动的机会也少，活动选项必然会减少。而在日托机构或团体家庭生活、居家生活等模式下，服务对象可以有更多参与各种社区活动和社会活动的机会，可以接受的自主选项会比较多。例如，购物，与朋友和家人见面，去饭店吃饭等，而在这些活动当中服务对象还会有各种相关内容的选择机会。

在服务对象存在智力障碍的情况下，他的三餐食谱及每天要穿的衣服，或者活动时间的选择机会都有可能被剥夺，家人或工作人员往往会在无意之中就为他做出了选择。也就是说，**因为服务对象存在障碍，所以他的家人或工作人员时常会给予他过度的支持**，这无意中剥夺了障碍人士自主选择的机会。

但是，即便是在安置机构这样条件有限的环境里，日常生活中也能够给予服务对象诸多选择机会。我们可以向服务对象提供选择机会的事情包括，早上起床后着装的选择，三餐食谱的选择，对任务内容、闲暇活动的选择，以及具体时间段开展的活动任务的选择，等等。我们可以向服务对象提供选项的方法包括，用语言描述提供选项，出示实物让他直接选取，使用照片或图片制作选择清单，等等。

另外，**如果选项太多，就有可能会增加服务对象选择的难度**，因为他需要对很多选项进行比较和判断。因此，如果服务对象以往的选择机会很少，或者能力有限，那么我们有必要只安排 2 个可选项目，或者只让他从喜欢的东西和讨厌的东西中进行比较和选择，这样就可以降低难度，让选项更加简单、清晰。

● 选择的必要性

全托机构中的活动或多或少都会
有所限制，可选择的项目有限。

因此要有计划地增加机构内的
可选择项目。

● 举例：机构内可以提供的选择机会

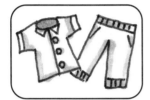

衣物。

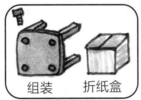

组装　折纸盒

任务内容。

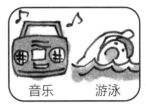

音乐　游泳

闲暇活动。

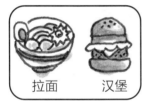

拉面　汉堡

就餐食谱。

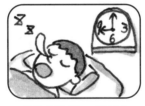

时间（洗澡、早起）。

外出机会。

● 提供选项的方法

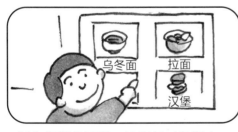

乌冬面　拉面

汉堡

制作视觉化清单，让服务对象指出
自己的选择。

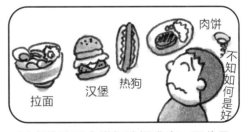

肉饼

不知如何是好

拉面　汉堡　热狗

过多的选项会增加选择难度，因此最
开始时只提供 2 个选项。

2 行为问题的替代行为的教学

（1）行为问题的功能是什么

在第 2 章里（第 70 页）我们讲解了行为问题可能的 4 种功能（关注、需求、逃避 / 回避、感觉刺激）。为什么需要明确行为问题的功能呢？因为我们只有根据行为问题的功能来提供干预才能取得改善效果。很多行为问题都可以看作是服务对象通过错误学习而掌握的错误沟通方法，因此，**教会服务对象使用可以代替行为问题的沟通方法，并通过强化策略增加他们的适当行为，就能够有效地减少他们的行为问题**。这种用来代替行为问题的适当行为叫作"替代行为"。

要教服务对象学习替代行为，我们就必须事先明确服务对象所发生的行为问题属于哪种功能，我们可以使用前文所述的功能分析进行判断。

例如，具有关注功能的行为问题发生的情况可以根据以下内容来判断，行为问题会频繁发生在"周围有工作人员或其他人的时候"，行为问题发生之后"每次都有工作人员来处理"，或者在行为问题发生时"服务对象看工作人员"等。

具有需求功能的行为问题发生的情况可以根据以下内容来判断，行为问题发生之后"服务对象获得了自己想要的食物或其他物品""服务对象能够进行自己想做的活动"等。

行为问题被逃避 / 回避功能所维持的情况是这样的，服务对象在进行"讨厌的任务或活动"时出现行为问题，或是"在做讨厌的任务前"出现行为问题，就可以不用做这些讨厌的任务或活动了。

具有感觉刺激功能的行为问题在"周围谁也不在时"或"没事做的时间段里"也会发生。服务对象做出这些行为，就可以获得某些感觉刺激，或者去除疼痛等不快感。

● 替代行为的条件 ①

根据功能分析来明确行为问题的功能。

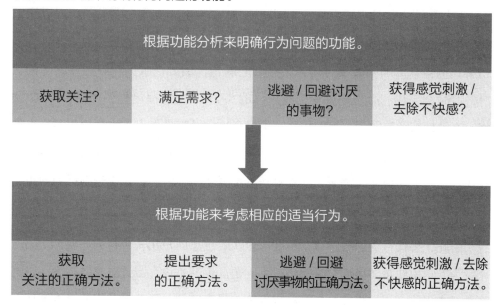

● 替代行为的条件 ②

适当行为是指，不会给周围人带来麻烦，也不会让人觉得诧异的行为。

不会给别人带来麻烦的行为。

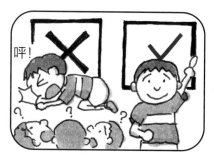

不会让人觉得诧异的行为。

（2）替代行为是指什么

替代行为是指那些具有与行为问题相同功能的适当行为，替代行为可以用来代替行为问题。自伤、攻击或破坏物品等行为问题，不仅会给服务对象本人带来伤害，也会给周围的人及环境带来极大的麻烦。例如，服务对象想要获得关注时，有时会采用"激烈地反复击打自己的头部""用头撞墙撞到出血""大声哭喊，连室外都能听得到"等做法，这不仅会给自己带来伤害，也会给周围的人带来伤害和精神上的疲惫。服务对象为了获得关注、得到自己想要的物品、逃避不愉快的事物，而与他人沟通，这本身当然不算坏事，但是，如果是以行为问题的形式来实现这种沟通，那就会给自己和周围的人带来麻烦。

因此，替代行为的教学非常重要。替代的意思就是用一个行为"换掉"另一个行为，这里要被"换掉"的就是行为问题。也就是说，服务对象以行为问题的形式而实现的沟通，将会给自己和周围的人带来麻烦，而如果我们通过教学让服务对象掌握了其他可行的沟通方式，那么就既实现了有效的沟通，又不会给自己和他人带来麻烦。

一个行为要成为替代行为，它必须具有与行为问题相同的功能。也就是说，我们教学时所瞄准的目标行为必须要实现与行为问题一样的功能。例如，如果某个行为问题具有获得关注的功能，那么它的出现就是在以不当的行为方式争取他人的关注。但事实上，人类离不开沟通，只要我们掌握了适当的沟通技能，就不会有麻烦。在争取获得他人关注时，如果服务对象采用的是"轻拍对方的肩膀""呼叫对方的名字""朝对方挥手"等行为方式，就不会有问题，因为**这些行为在周围人看来不会觉得奇怪**。因此，工作人员必须教服务对象掌握这类行为。

工作人员在干预中需要思考"怎么样的替代行为才能不给服务对象和周围的人带来麻烦"，并寻找教学目标。

● 替代行为教学的步骤

① 通过功能分析，确定行为问题的功能。

② 思考怎样的行为具有与行为问题同样的功能。

③ 进一步思考，怎样的行为能够被接受且不会给周围的人带来麻烦。

④ 列出多个替代行为的方案。

⑤ 从中选择服务对象最容易掌握的行为。

⑥ 提供辅助，引导服务对象学习目标行为，直到他能够独立完成。

⑦ 对服务对象做出的替代行为给予及时强化。

（3）寻找替代行为的办法（从已有技能中寻找）

替代行为是指，服务对象做出的具有与行为问题相同功能的适当行为。但是，实际工作中让工作人员烦恼的问题之一就是，该怎样设计这种具有相同功能的替代行为呢？为服务对象设计替代行为的要点有 3 个。

第一个要点是前面多次强调的，我们需要考虑相同功能的目标行为具体的表现形式是什么。例如，对于获得关注的行为，我们可以列举出"呼叫工作人员的名字""轻拍肩膀""说'喂喂'""敲门"等；对于满足需求的行为，我们可以列举出"说'给我……''我想做……'""将想要的东西绘成卡片递给工作人员""用手指向目标物品或场所"等；对于逃避 / 回避讨厌事物的行为，我们可以列举出"有不喜欢的事物时说'我要休息一下''我不想做这个'""将休息卡递给工作人员"等。而感觉刺激功能的行为问题不是一种沟通行为，所以工作人员为了引导服务对象获得快感，可以提供"适当的游戏"，并且"教他们消磨时间的技能"等，这些技能教学在干预中同样重要。总之，工作人员必须仔细分析服务对象行为问题的功能，找到具有相同功能的替代行为。

第二个要点是，替代行为必须具有适当的表现形式。适当的形式是指让周围人看到了不会觉得"真奇怪"。例如，超市里出现的"打头"行为，肯定会引起周围人的好奇，工作人员也会疲于应付。

第三个要点是，我们可以**从服务对象已经掌握的技能（已有技能）当中选择替代行为**。如果要从零开始教服务对象一项他现在还不会的行为，那么不仅工作人员的工作量会很大，服务对象本身的负担也会很大，结果往往会导致替代行为得到强化的机会减少。如果服务对象在教学中掌握新技能太难，那么我们应该调查他原来掌握哪些用于沟通的行为，引导并强化这样的行为，促进适当行为的增加，这样可以减轻工作人员和服务对象双方的负担。例如，如果服务对象在提要求时会使用吊车行为（拉着工作人员的手过去取东西），那么我们就应该强化这个行为，而不需要执意地教他新的替代行为，这样可以更迅速地改善他的行为问题。

● 举例：各种功能的替代行为

获取关注	满足需求	逃避/回避讨厌的事物	获得感觉刺激/去除不快感觉
● 使用口语表达。 ● 使用图片。 ● 使用录音机、智能手机。 ● 使用拍肩等肢体语言。	● 使用口语表达。 ● 使用图片。 ● 使用录音机、智能手机。 ● 使用拍肩等肢体语言。	● 使用休息卡。 ● 使用口语表达"我不想做这个"。 ● 使用"××卡片"。	● 获得闲暇活动的支持。 ● 听到喜欢的音乐。 ● 获取能带来感觉刺激的物品（皮球等）。 ● 使用耳塞（听觉反应过度者）。

● 更容易掌握的替代行为

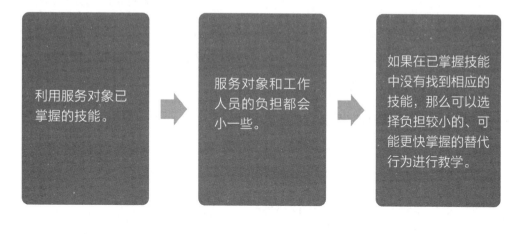

利用服务对象已掌握的技能。 → 服务对象和工作人员的负担都会小一些。 → 如果在已掌握技能中没有找到相应的技能，那么可以选择负担较小的、可能更快掌握的替代行为进行教学。

（4）替代行为的教学（干预步骤）

确定了需要教给服务对象的替代行为之后，我们就要开始考虑如何开展教学了。首先我们必须明确服务对象的行为问题更容易出现在哪个场景中，因为在同一场景中出现替代行为，才能有效地减少行为问题。确认了行为问题容易出现的场景之后，我们就可以开展教学，引导服务对象做出相同功能的替代行为。

如果替代行为是服务对象已经掌握的技能，那么就不需要我们特意去教了，但如果是服务对象尚未掌握的目标行为，那我们就必须从头开始教，教学过程就是通过**辅助与辅助渐褪**的程序来逐步引导。比如，需要教的替代行为是服务对象做出"给我"的手势，那么在教学的最初阶段，为了引导服务对象学习这个"伸出手，手心向上，给对方看"的手势，工作人员应该手把手地帮助服务对象做出来（肢体辅助），同时还应该给出语言示范，说"给我"。当服务对象完成了这个"给我"的手势之后，工作人员要表扬他。接下来，当服务对象能自发地做出"给我"的手势之后，工作人员可以引导他与其他服务对象做练习。工作人员的教学目标是让服务对象在独自一人的情况下也能完成这个手势，因此工作人员要逐渐减少辅助（辅助渐褪）。

在服务对象完成替代行为时，他们必须要获得强化，这时的强化物必须与原有行为问题的强化物是相同的。例如，如果原有的行为问题具有获得关注的功能，那么现在这个替代行为的强化物必须也能获得同样的关注。

服务对象在实际场合里能做出这个替代行为之后，我们还要争取在除某个特定场景之外的其他多种场合下为这个替代行为提供支持，争取让服务对象在其他场合下也能做出这个替代行为。此外，有时我们需要教给服务对象的替代行为可能不止一种，而是很多种。

● 替代行为的教学步骤（教"给我"手势的场景）

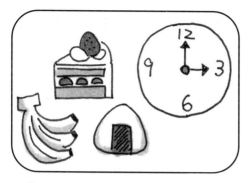

① 确定适合"给我"手势的教学环境（比如在点心时间等）。

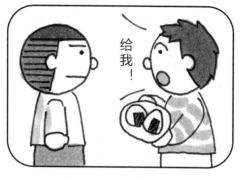

② 工作人员向服务对象提供语言辅助"给我"。

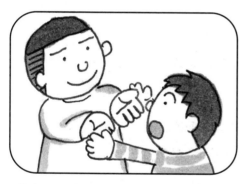

③ 如果服务对象听到提示也无法完成，那么工作人员应提供肢体辅助。

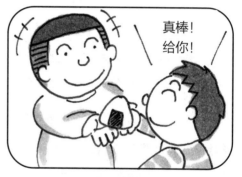

④ 服务对象做出"给我"手势后，工作对象要立刻给出少量点心。

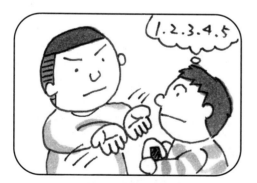

⑤ 再次等待服务对象做出"给我"的手势，事先确定好等待时间（如可以等 5 秒钟）。

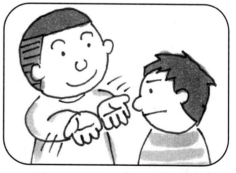

⑥ 目标是服务对象能独立做出手势，因此工作人员要逐渐降低辅助频率。

3　对替代行为、适当行为的后果进行的操作

（1）口头表扬

为了让服务对象能持续地做出适当行为，工作人员能够提供的最重要的强化物之一就是口头表扬。用好口头表扬，就能极为有效地增加服务对象的适当行为。

运用口头表扬时，我们最优先要考虑的就是，服务对象听到什么样的表扬会高兴。**每个服务对象都有各自喜欢的口头表扬语言**，对此我们需要进行个别化的考虑。我们可以先尝试着对服务对象进行某种口头表扬，如果发现这样的口头表扬无效，就需要换成其他的口头表扬语言。

其次，我们还要考虑，**如果我们给出的口头表扬总是一成不变的话，那么服务对象就有可能会听腻**。例如，每次都只是说"真棒"，就算服务对象一开始听了会高兴，但久而久之也许就没效果了。因此，我们要准备多种多样的表扬语言（如"真厉害""真有礼貌""无敌啦"等）。

再次，我们需要考虑的是，如果实在找不出什么特别的口头表扬语言，那么我们也可以尝试针对服务对象**具体的适当行为进行描述性的表扬**（如"你在椅子上坐得真好""你的筷子用得太棒了"等）。

最后，我们还要考虑口头表扬时语调要抑扬顿挫。语调抑扬顿挫的口头表扬会比语调平平的口头表扬有效得多（当然，我们偶尔也会遇到有些服务对象厌恶太过变化的语调的情况，这需要工作人员在实际情况中留心观察）。

此外，给予表扬时，我们并没有必要大声地说出来。因为表扬的声音太大，有些服务对象可能会被吓一跳。还有一些服务对象存在听觉反应过度的问题，有时候，过大的声音可能会让他们以为自己在被斥责。

有些工作人员，尤其是男性支持者，不善于表扬他人，说赞美的话时他们自己会感觉很难为情。如果他们还不好意思被其他人听到自己在说赞美话，那么他们可以靠近服务对象，在服务对象的耳边轻轻说出口头表扬，这同样也有效果。

●口头表扬的要点

每位服务对象都有各自喜欢的口头表扬语言。	需要逐个尝试，观察服务对象的行为和表情，判断哪种表扬会让他高兴。
总是一成不变的口头表扬语言会令对方听腻。	准备多种多样的表扬语言。 "真厉害啊！""好有礼貌！""太棒了！"
表扬具体的行为。	"你筷子用得真棒""你在椅子上坐得真好"，等等。
语调需要抑扬顿挫。	不一定需要大声地表扬，但加上抑扬顿挫的语调，会更有效果。 某些服务对象可能对变化的语调感觉不适应，需要工作人员的观察。

● 走近服务对象，在他耳边小声地表扬

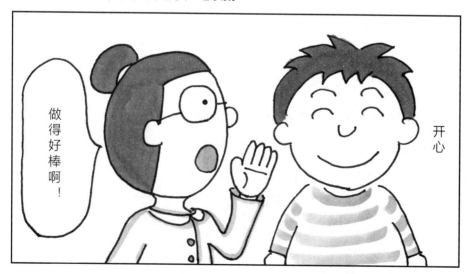

（2）奖励贴纸或印章（代币）

除了口头表扬，我们还可以使用贴纸或印章作为强化物。尤其是在桌面上开展的学习课题或任务活动中，使用贴纸或印章来奖励服务对象的适当行为会非常有效。

运用这种奖励方式时，如果我们使用的是服务对象喜欢的卡通人物的彩色贴纸或印章，那么效果会更好。因此，工作人员应该事先了解服务对象的这类喜好，包括喜欢的卡通人物和颜色。向服务对象奖励此类贴纸的时机，可以选择在他每完成一定数量的任务之后，也可以选择在他完成了全部任务时。有的服务对象对完成任务的热情很低，甚至看上去无精打采，这时候，如果口头表扬等奖励措施不起作用的话，工作人员可以尝试一下这种奖励贴纸或印章的办法。

尤其当服务对象看上去对任务毫无兴趣时，工作人员可以尝试在他每完成一定数量的任务时就马上提供贴纸奖励。例如，我们可以先制作 1 个粘贴贴纸用的底板，在上面设置 5 个空格。服务对象每完成 10 次任务操作，我们就在空格里贴上 1 张贴纸。如此，工作人员在服务对象完成一定数量（或者一定时间）的操作时提供贴纸。奖励贴纸的时机，最好是在服务对象做任务的热情还没有下降的时候。例如，如果服务对象对任务活动缺乏热情，每 5 分钟就会出现 1 次离开座位的情况，那么工作人员应该在每 5 分钟就奖励他 1 次贴纸。此外，如果我们让服务对象自己去贴，就会更有利于提高强化物的效果和服务对象的成就感。不过，有时服务对象自己使用印章去印，他可能会印个不停，如果有这种情况发生，印章就还是由工作人员保管为好。

另外，如果将这个方法与代币经济（Ayllon 和 Azrin，1968）联合起来使用，那么效果会更好（代币经济后文详述）。具体做法是，服务对象认真完成任务，帮忙做事，或者出现其他适当行为，就能够获得代币（贴纸等），当代币积攒到一定数量后，就可以换取后备奖励物。

● 代币的实例

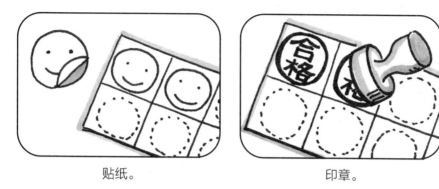

貼纸。　　　　　　　　　　印章。

● 使用服务对象喜欢的卡通人物的贴纸，效果会更好

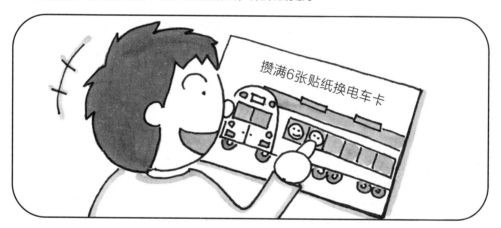

攒满6张贴纸换电车卡

● 贴纸类奖励，既能让任务结束的提示更为明确，又能作为代币使用

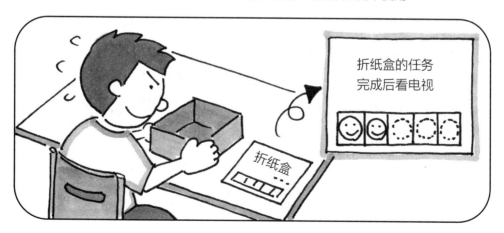

折纸盒的任务
完成后看电视

折纸盒

（3）休息

休息是一种中断任务或活动的做法。有些任务或活动，服务对象操作起来确实有困难，或者他们确实不擅长，又不得不参与，此类情况很难避免。主动中断这样的任务，也是一种干预做法。因为，在这种情况下，如果任务或活动持续进行下去，服务对象就可能出现具有逃避／回避功能的行为问题。

为了避免这类行为问题的出现，工作人员可以在一定时间之后，或者在服务对象完成一定数量的任务之后，主动地提供休息机会。这样也许能够起到预防行为问题的作用。只是，在执行这种提供休息的干预时，我们需要注意几个问题。

第一个要注意的地方是，提供休息的时机要把握好。要想把握好时机，就需要我们根据服务对象平时的表现做出个别化的判断，要看他能够集中多长时间的注意力来参与任务或活动。要判断服务对象的注意力是否集中，我们可以通过他离座次数的增加或刻板行为、行为问题的出现来确定。如果服务对象出现了这些表现，工作人员就可以向服务对象提供休息机会。

第二个要注意的地方是，休息的机会不能由服务对象自己主导，而必须由工作人员给出准许。如果任务和活动是由工作人员主导的，那么，"必须有工作人员的准许"这个原则应该得到彻底执行。如果服务对象可以自己随意去休息，那他就有可能一去不返。因此，我们事先教给服务对象替代行为比较好。

第三个要注意的地方是，休息的时间不宜过长。休息时间的长度应该根据整个任务时间的总长度来考虑，通常应该设定为 10~15 分钟。如果时间太长，服务对象就可能很难再次回到任务中，因为休息相比任务来说是他更喜欢的，休息的结束，就相当于把他喜欢的东西拿走了。因此，我们最好事先准备好计时器，让服务对象通过计时器的提示提前了解休息的结束时间。

● 事先定好休息计划，避免行为问题的出现

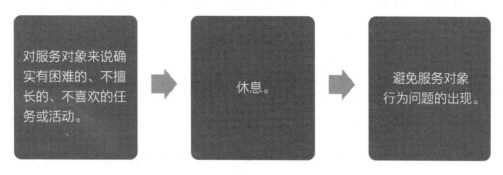

● 如果服务对象没有能力描述自己的身体不适，那么身心疲惫可能会引发行为问题

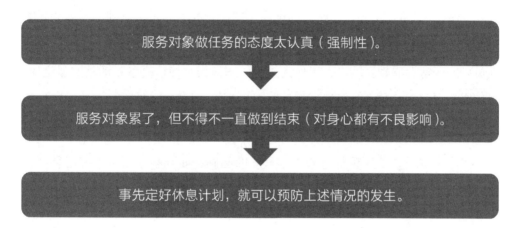

（4）将"服务对象的高频行为"设定为强化物

有的服务对象在一天之内会反复地做出某个行为。例如，服务对象正在做任务，但仍然时不时地去找工作人员说话，或者，他正在参与画画活动，但时不时地起来在教室里走来走去。对于这样频繁地做出重复行为的服务对象，我们可以应用普雷马克原理（Premack's principle）来开展干预。

普雷马克原理是，**高频行为可以成为低频行为的强化物**。我们接下来举例说明。

在全托机构里生活的小静（化名）特别喜欢用蜡笔画画。她不仅在闲暇时间画画，还在其他活动中画，这严重妨碍了她的日常活动。此外，她对机构里日常工作任务中的组装纸板箱活动毫无兴趣，会在这项任务过程中画画。对此，工作人员只能经常提醒她。后来，工作人员将画画作为小静认真参与活动的强化物，与她事先说好，组装出 5 个纸板箱后就可以画画 10 分钟。结果，小静的工作效率提高了，完成任务的过程中也高高兴兴的。

在这个例子中，高频行为是小静喜欢的画画，而低频行为是小静组装纸板箱。也就是说，画画是组装纸板箱的强化物，"画画"强化了"组装纸板箱"的行为。

普雷马克原理还可以应用在其他行为的干预上。例如，服务对象经常找工作人员说话，工作人员就可以与服务对象约定"再完成 5 个，我们就可以一起聊天"，这也是在用高频行为强化低频行为。但是这里要注意的是，高频行为应该是服务对象因喜欢而经常出现的行为，而不是那种虽然出现频率很高但只是被迫做出的行为，否则，干预不会产生效果。

● 普雷马克原理

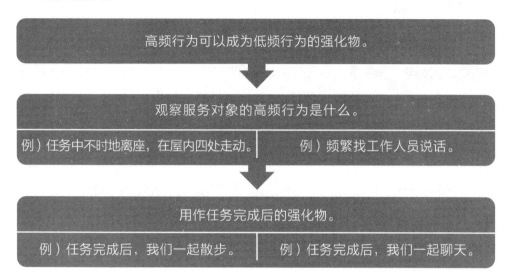

高频行为可以成为低频行为的强化物。

观察服务对象的高频行为是什么。

例）任务中不时地离座，在屋内四处走动。 | 例）频繁找工作人员说话。

用作任务完成后的强化物。

例）任务完成后，我们一起散步。 | 例）任务完成后，我们一起聊天。

● 对任务很不擅长的例子

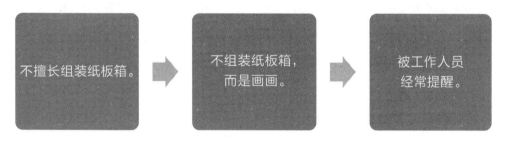

不擅长组装纸板箱。 → 不组装纸板箱，而是画画。 → 被工作人员经常提醒。

● 约定任务完成后就可以画画，结果任务完成的效率提高了

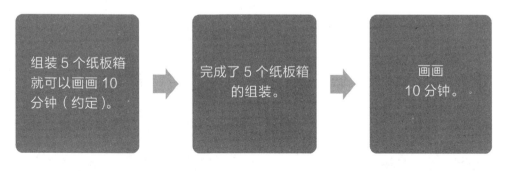

组装 5 个纸板箱就可以画画 10 分钟（约定）。 → 完成了 5 个纸板箱的组装。 → 画画 10 分钟。

（5）食物和饮料

在强化服务对象的适当行为时，使用口头表扬和为其鼓掌这类社会性强化物很重要。因为夸赞和鼓掌在日常生活中大多数场合下都会被使用，它们最大的好处就是不需要特别准备什么，马上就可以提供。但是，对有些服务对象来说，由于种种原因，那些口头表扬之类的社会性强化物难以很快发挥出效果。对于这种情况，我们应该考虑使用效力很强的食物和饮料来作为强化物。

食物和饮料作为强化物的效力非常强，几乎没有谁会厌恶食物和饮料，虽然每个人会有各自的好恶。在 ABA 中，**食物和饮料这类强化物被称作"非习得性强化物"，它们是维持生存所必需的东西，因此作为强化物的效力非常强**。其他的"非习得性强化物"还有恋爱或性的刺激及冷热或疼痛的刺激。

我们经常听到有人反映，众多服务对象在安置机构里共同生活，如果只给某位服务对象提供食物和饮料的话，那么其他服务对象就也会提出要求，这会让工作人员很为难。事实确实如此，所以我们需要想办法，在提供这类强化物时，争取不让其他服务对象看到，比如可以带服务对象去别的房间后再提供。此外，与在社区生活的服务对象相比，在全托机构里生活的服务对象**购买自己喜爱食物的机会比较少**，因此，工作人员有必要设置提供食物和饮料的一些机会。

为了增加服务对象每天的适当行为，工作人员在提供食物和饮料这类强化物时，每次不应提供得太多。这很重要，否则，服务对象一次就满足了，也就没办法继续利用这些东西来强化适当行为了。在将食物和饮料用作强化物时，对于服务对象每次出现的适当行为，工作人员应该只给出少量，如"1 块巧克力""2 片薯片""100mL 饮料"（可以使用有刻度的小容器，如药物杯），等等，因此，工作人员有必要先将食物和饮料分成小份以便需要时使用。这里需要提醒注意的是，如果将食物和饮料这类强化物与代币经济的策略联合使用，也就是积攒足够的代币交换后备强化物，那么此时提供的食品和饮料强化物就可以量大一些，如可以每次提供一整袋的薯片。此外，计划使用食物和饮料这类强化物的时机应该尽量避开三餐的时间，因为如果服务对象刚吃过正餐，那么食物和饮料作为强化物的效力就会下降。

● 食物和饮料用作强化物的条件

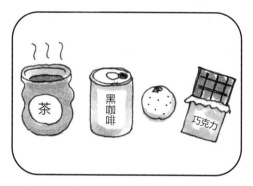

事先须了解服务对象对食物和饮料的偏好情况。

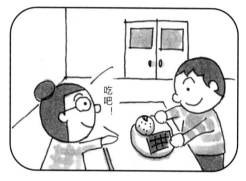

需要考虑对其他服务对象的影响，应该在其他人看不见的场合单独提供。

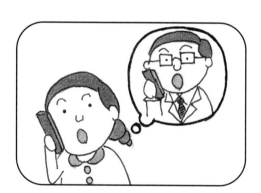

对于特殊情况，比如可能患有糖尿病的服务对象，须在提供零食前向医生咨询。

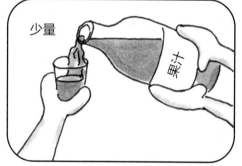

一次不要提供太多食品，在适当行为出现后只少量提供，这样可以有更多的强化机会。

（6）"活动本身很有趣"

要想让适当行为出现之后还能多次出现，很重要的一点就是在适当行为出现之后马上提供强化物。但是，这就需要机构的工作人员长时间地随时留意行为是否出现，一旦出现马上提供强化物，这几乎很难做到。为此，ABA 的一项干预策略是工作人员逐渐降低强化物的提供频率。而且，在向服务对象提供实物强化物的同时，工作人员还应该提供鼓掌或夸赞等社会性强化物，这样就能使服务对象从获得实物强化物顺利地过渡到社会性强化物。在这之后，社会性强化物也需要进一步地褪去，**最终达到在工作人员不提供强化物的情况下服务对象也能持续地出现适当行为的目标。**

最能让行为持续下去的强化物是，让服务对象体验到任务或活动本身带来的快乐。也就是说，如果活动内容本身具有魅力，那就不需要工作人员特意地提供强化物。这种强化物叫作"行为自带的强化物"。使用这种行为自带的强化物，优点就是不需要工作人员的介入，行为本身也能得到维持。那么，如何才能让行为本身可以自带强化呢？

方法之一就是，我们在服务对象不擅长的任务或活动中引入他喜欢的活动，这样，困难的任务或活动也可以让服务对象更容易地持续参与。或者，我们可以在任务或活动中所使用的工具上，加入一些服务对象喜欢的元素，比如卡通人物的元素。此外，我们应该在全面了解特定服务对象的行为特征及身体状况的基础上，有针对性地准备更适合其特点的活动，从而减轻他在任务中的负担，使他更顺利地完成任务。这种让行为自带强化物的策略，其中一个优点就是更有利于工作人员引导服务对象主动地参与活动，不会再像以往那样需要工作人员不停地发指令来推动，没有指令服务对象就不继续做任务。如此，可以防止服务对象出现总等指令的情况。

不过，与其他强化物一样，服务对象如果对任务或活动表现出了厌倦，就会降低他的行为动因，因此，工作人员需要对任务或活动做定期更新。

● 行为自带的强化物

任务本身就能让人感到快乐的话，那么行为不需要额外的强化也能维持。

● 让行为自带强化物的条件

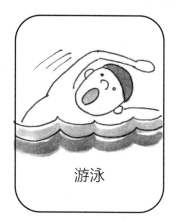

活动本身就令人快乐。

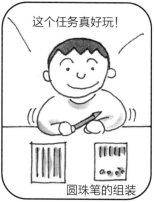

布置服务对象喜欢
的活动。

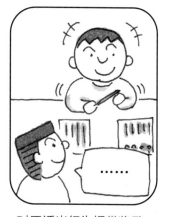

对于适当行为提供奖励，
但之后要逐渐减少额外的强化。

4 行为问题的应对准备

（1）事先需要考虑的要点（关于危机处理）

工作人员应该事先考虑好当服务对象出现行为问题时的应对方法。但是要记住，这只是事后的对应，**并不是彻底减少将来行为问题发生的方法，它的效果往往是暂时的**。当然，工作人员刚开始为行为障碍人士提供干预的时候，干预效果很可能不会马上出现，因此会有很多机会需要工作人员使用事后应对的方法。

第一个要点是，**殴打、大声训斥、关小黑屋等，这些基于惩罚的、会令服务对象感到厌恶的方法绝不能使用**。前文讲解过惩罚的使用很可能只会带来反作用，更重要的是这存在伦理上的问题。

第二个要点是，事先计划好工作人员在服务对象出现行为问题时的职责分工。我们首先确定由哪位工作人员来直接应对服务对象出现的行为问题，其次确定由哪些工作人员去执行将其他服务对象带离现场的措施，以避免其他人受到伤害或影响，同时，还要引导其他人与行为问题现场保持距离等。

第三个要点是，当服务对象出现行为问题时，我们要考虑消退程序是否可行。消退的行为，通常不能是攻击／破坏行为，而只能限定为对服务对象本人及周围环境伤害较小的行为。如果我们已经预见到消退程序引起的消退爆发有可能会给周围环境带来比较大的破坏，那么，事先就需要设置一个可以确保让服务对象平静下来的专门的房间（冷静室）。

综上所述，我们在考虑干预计划的阶段就有必要讨论行为问题出现后的应对方案，并且需要获得工作人员的一致理解。这类方案如果不在事先就确定清楚，而只是在事发现场拿来临时应对的话，那么不但有可能导致服务对象的行为问题进一步恶化，而且会给服务对象本人及周围其他人和物品带来伤害。

● 行为问题出现后应该马上采取的应对方案

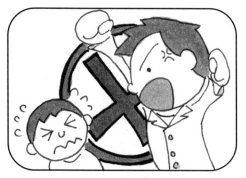

① 不要使用基于惩罚的方法。

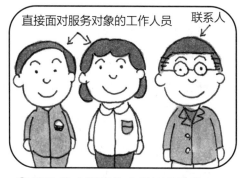

② 事先确定好工作人员的职责分工。

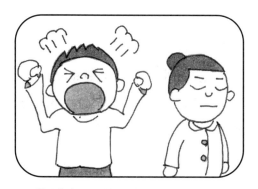

③ 讨论是否使用消退程序。

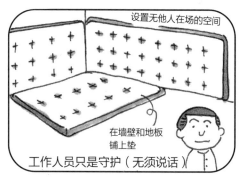

④ 讨论能让服务对象平静下来的方法。

● 行为问题恶化前（前兆行为）的应对方案

行为问题恶化前 （前兆行为）	行为问题恶化后
● 能让服务对象平静下来的 方法。 ● 最好能够在这个阶段处理。	● 紧急处理。 ● 引导其他服务对象离开。 ● 若不得不控制住服务对象的 肢体，应事先取得服务对象 本人或其家人的许可。

（2）行为问题的强度与介入时机

当服务对象出现发脾气，如大哭大叫等激烈行为时，工作人员可能会手足无措，不知如何是好。如果服务对象还伴随其他激烈行为，比如自伤、攻击、扔东西、破坏物品等，工作人员可能就更难办了。

面对服务对象出现的持续、激烈的行为问题时，工作人员往往会因惊慌而做出错误的应对。他们可能会想"这不马上阻止可不行啊"，于是就去安抚服务对象，"你没事吧?"或者，他们有可能会采取强行的肢体控制等方法，试图阻止服务对象的激烈行为。然而，这些强制的方法不仅不能平复服务对象的行为问题，而且会使该行为问题愈演愈烈。

更糟糕的可能还在后面，当工作人员试图安抚服务对象，或者试图控制服务对象肢体以强行阻止行为问题时，往往会导致该行为问题变得越来越激烈，可是工作人员却丝毫没有意识到问题可能出在自己的应对方法上，仍然继续采取同样的处理方式。

那么，究竟为什么这种面对激烈行为而马上采取安抚或强制措施的应对方法会导致行为问题越来越激烈呢?

发脾气的这种行为问题是分高强度和低强度的。工作人员往往会在服务对象发脾气的行为最激烈时就去处理，其实，应该在服务对象发脾气的行为减弱时再去处理，因为这样才能使激烈行为在未来逐渐减弱和减少。也就是说，介入时机应该选在行为强度减弱的时间点，这样的处理可以使服务对象冷静下来的表现得到强化，从而使激烈行为逐渐减弱。

相反，如果介入时机选在服务对象发脾气行为变强的时间点，那么这时的激烈行为就容易得到强化，行为问题也就会越来越激烈。因此，工作人员在应对服务对象发脾气的激烈行为时，不要选在行为激烈的时候去强行处理，而必须考虑好时机再介入。

● 发脾气行为的介入时机

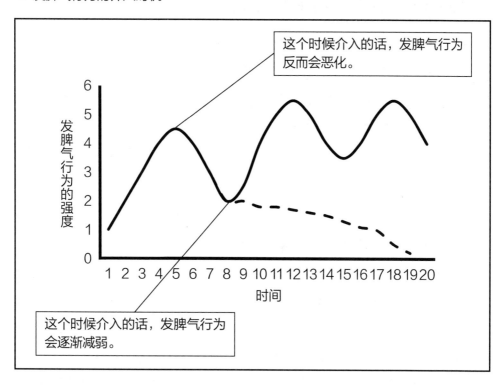

这个时候介入的话，发脾气行为
反而会恶化。

这个时候介入的话，发脾气行为
会逐渐减弱。

● 发脾气行为正确（√）和错误（×）的处理方式

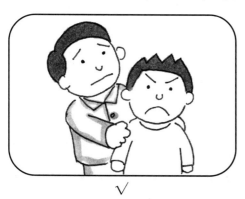

√

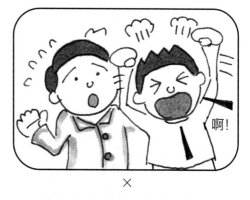

×

在发脾气行为的激烈程度降低时介入，
行为问题会逐渐减弱。

在发脾气行为的激烈程度增强时介入，
行为问题会更加激烈。

（3）引导服务对象平静下来的方法

前文讲解了我们在应对服务对象出现激烈的行为问题时介入的时机，以及事先需要确定好的直接应对的工作人员，这些都是很重要的。还有一个需要事先确定的是，工作人员必须讨论好这个问题，"如何才能帮助服务对象平静下来"。不过，这个问题需要根据每位服务对象的具体情况来做出相应对策，并没有统一的能保证效果的办法。但是，应对的原则必须遵守以下几点：不能让服务对象本人及其他服务对象受到伤害；尽可能地不对服务对象采取物理限制；不能给工作人员带来伤害。

可是有些时候，服务对象激烈的行为问题会毫无预兆地出现，这时工作人员很可能会惊慌失措，不知如何是好。在比较紧急的情况下，为了不给其他服务对象带来伤害，也许我们不得不对服务对象采取一些物理限制措施。但使用这类物理限制措施的场合必须有前提要求，而且，如果我们确实预见到某位服务对象很有可能会出现激烈行为的话，那就必须事先取得服务对象本人或其家人对可能采用的物理限制措施的书面知情同意许可。**任何没有理由地对服务对象采取物理限制就等同于虐待。**

引导服务对象平静下来的方法通常有，带领他做深呼吸，引导他数数，等等。此外，在服务对象行为激烈的情况下，工作人员可以引导他离开有其他服务对象存在的公共活动场所，领他去环境刺激较少的、专门用来冷静的房间，在那里等待他平静下来。陪同他的工作人员不要与他开展不必要的对话，只在边上做好守护即可。

很重要的一点是，这些应对方法都不应该视作首选方案，它们最多只能作为"万一行为问题激化时的应急方案"，这点我们必须时刻记在心里。**如果我们真的需要频繁使用这些方案的话，那么就说明需要修改干预计划了。**

● 事先考虑好处理方法

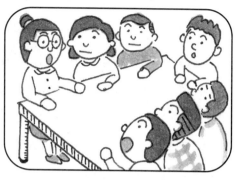

没有理由地对服务对象进行物理限制会被视为虐待。如果不得不采取这类措施，工作人员就必须事前让本人或其家人提供书面说明，并取得同意。

事先决定好服务对象发生行为问题时的处理方法，工作人员必须统一认识，并安排好各自承担的职责。

● 让服务对象平静下来的方法

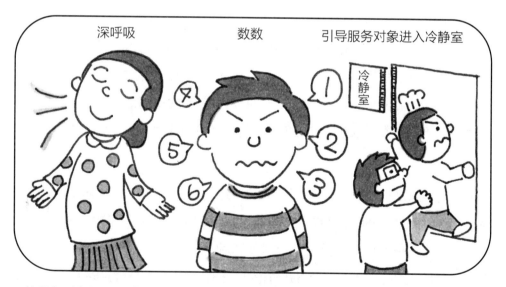

深呼吸　　　数数　　　引导服务对象进入冷静室

- 教服务对象深呼吸（可能的话，事先就应该开展教学）。
- 让服务对象数数直到他安定下来为止。
- 准备一间可以让人安定下来的房间，将服务对象带入并进行看护，直到他平静下来为止。

（4）行为问题没有减少的话，就需要修正干预计划

在行为干预计划的评估观察中，如果我们发现服务对象的行为问题并没有减少，那就需要重新制订干预计划，并准备再次进行评估。尤其是当行为问题出现之后的紧急应对措施被使用得越来越频繁时，那就说明干预计划中的"事先处理方案""对替代行为和适当行为的支持""对行为后果的干预"等内容中的一个或多个方面可能存在偏差。此外，在最初制订干预计划之前进行的评估也有可能存在偏差，因而可能需要重新进行评估。如果我们对服务对象出现的行为问题的功能及环境条件的分析存在错误的话，那么，以错误的评估和推测为基础而制订的干预计划就极有可能会出现偏差。关于干预计划的制订，我们将会在第 5 章里进行详细讲解。

如前文所述，应急处理方案说到底只是以防万一的措施，是为了将可能带给服务对象本人及其他服务对象和工作人员的伤害降到最低。这样的**应急处理措施需要事先就考虑好才能更好地发挥作用**。如果只是临阵磨枪，工作人员的处理就可能会出错，给安置机构带来更多损害，服务对象的行为问题也可能会被强化，导致他以后的行为问题愈演愈烈。另外，在激烈行为出现的情况下，工作人员如果采用强行限制或大声斥责等做法，很可能会增加服务对象的厌恶感。当然，这种做法绝不能叫作干预措施。应急处理的方案说到底也只是在情况紧急时才能采用。

再有，**如果干预效果有限，那么也有可能是因为工作人员的团队合作不成功**。比较普遍的情况是，只有一部分工作人员在遵照计划执行干预，这会导致干预无法充分、有效地发挥作用。为了避免这种情况的发生，干预团队的负责人应该发挥督促和引导作用，定期召开讨论会，确认团队成员是否完成了干预目标，从而提高干预计划的执行力与效果。

● 持续干预却看不到改善的效果

> 干预开始一定时间（1~3 个月）后进行观察评估，发现" 行为问题没有减少 "，或者" 适当行为没有增加 "。

> 频繁地使用应急处理方案。

> 有必要进行再次评估，修正干预计划。

● 提高对服务对象的干预效果

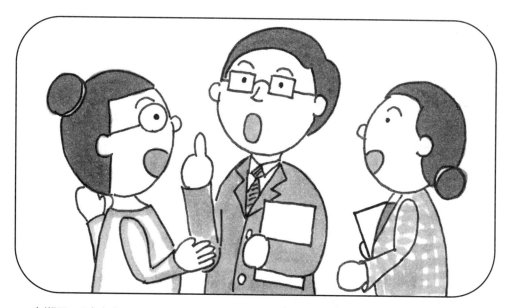

定期召开讨论会，或者向团队提供书面说明（不一定要专门设定正式的讨论时间和会场，偶遇时的聊天讨论也可以。团队成员反复交换意见，有利于减少工作人员执行干预计划时的紧张）。

第4章

生活自理必备技能的
教学方法

1 适当行为的教学意味着什么

（1）适当行为的含义

"适当行为"是指怎样的行为呢？在日语中"适当行为"这个词，有的人听到时可能会联想到"优等生做出的好行为"，或者"可以为周围的人做出示范的好行为"。

本书中所说的"适当行为"并不是指那些优秀人物做出的优秀举动。这里的"适当行为"可以定义为，**服务对象应该做出的符合当时场景或条件的、让周围人认为合适的行为**。也就是，我们这些工作人员所希望的行为。

我们来看一看适当行为具体是指哪些行为。例如，在进餐时，服务对象的行为问题是"用手去抓同桌其他服务对象正在进餐的食物"，那么，此时的适当行为就是在进餐环境下应有的符合常规的行为，也就是"使用筷子或勺子进餐，只吃分给自己的食物"。

再如，服务对象"在任务过程中用力咬了工作人员的手臂，咬出了牙印"，这是一个具有逃避功能的行为问题。那么，此时的适当行为就是，在当前的任务环境下应有的符合常规的行为，也就是"在任务时间内，听从工作人员的指导进行任务操作"。

要想帮助服务对象走向自立，那么我们开展干预时，需要考虑的重要指标就是看服务对象能够在多大程度上做出适当行为，这关系到他们的社会适应能力（适应技能）。尤其对于那些伴有重度智力障碍的服务对象来说，他们具备的适当行为的种类和数量可能非常少，我们只有增加他们的适当行为，才能保证他们能够在未来生活自理方面得到改善。

● 适当行为是指什么?

> • 服务对象应该做出的符合当时场景或条件的、让周围人认为合适的行为。
>
> • 符合当时场景和条件的行为，也就是"周围人认为合适的行为"。

● 举例：行为问题与适当行为之间的关系

行为问题
用手去抓同桌其他服务对象正在进餐的食物。

适当行为
使用筷子或勺子进餐，只吃分给自己的食物。

行为问题
在任务过程中用力咬了工作人员的手臂，咬出了牙印。

适当行为
在任务时间内，听从工作人员的指导进行任务操作。

（2）适当行为增加，行为问题就会减少

我们就算不对服务对象的行为问题进行直接的干预，也有可能减少他的行为问题，方法就是增加他的适当行为。**服务对象学会更多的适当行为，那么他的行为问题就会相对减少。**

服务对象的某些行为问题之所以会增加，是因为他所具备的适当行为的种类和数量太少，因而常以不适当的行为问题应付日常生活，而行为的后果又往往会导致那些行为问题得以维持并进一步发展。

适当行为的种类和数量，也就是我们可以观察到的服务对象当前具备的适当行为（适应技能）的种类和数量。行为问题频发的服务对象，往往缺乏应付日常生活及社会活动所必备的技能。尤其是重度智力障碍人士，适当行为缺乏的情况很常见。对这些服务对象，周围的人往往会认为"他有智力障碍，教了也没意义""反正教了他也记不住"，于是就放弃了，结果导致这些服务对象没有足够的机会去学习正确的技能，也就无法掌握适当行为。还有一种可能是，虽然我们也尝试教了，但服务对象要学习很久，或者，我们的教学方法可能并不适合他。也就是说，并不是他们学不会适当行为，而是我们的**教学方法需要技巧**。无论是多么重度的障碍人士，**都可以成长**，我们必须坚信这一点，并坚持不懈地进行干预。

教学方法有两个要点。第一点，在**行为问题发生的场景**中，我们需要对原本应该有的适当行为给出具体的定义，然后在实际场景中开展相关教学。因为，即使教学内容原本是一个适当行为，但如果我们只在毫不相干的场景里教，而服务对象以后在这样的场景中根本没有运用此适当行为的机会，那么他获得强化的可能性就会很小，也就失去了在实际场景中学习的机会，好不容易学到的技能也许很快就会丢失。

第二点，我们应该使用基于 ABA 的干预策略来开展适当行为的教学。我们应该从辅助与辅助渐褪、塑造、任务分解及代币经济等 ABA 干预技术中，选取方案并组合运用，对服务对象进行适当行为的教学。干预的方法将在后文中详细讲解。

● 适当行为增加，行为问题就会相对减少（概念图）

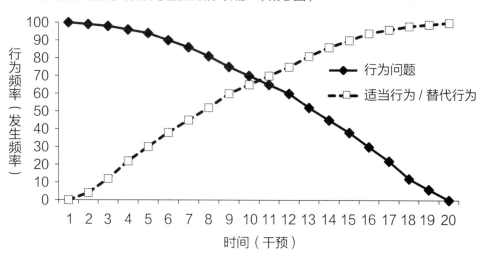

● 无论什么样的服务对象都有成长的潜力

重度障碍人士也有成长的潜力，教给他们适当行为是必须的（但需要教学技巧）。

① 在服务对象会发生行为问题的场景中开展适当行为的教学。

② 使用 ABA 技术（辅助与辅助渐褪、塑造、任务分解、代币经济等）。

（3）适当行为与替代行为的不同之处

很多人搞不清楚，适当行为与替代行为有何不同。这里简要说明一下两者的差异。

首先，替代行为应该与行为问题具有相同的功能，这是它可以作为替代行为的前提。其次，如果行为问题的出现起到的是一种沟通作用，那么我们就需要教给服务对象那些不会给周围人带来麻烦的正确的沟通方式。替代行为就是，目标行为的功能与行为问题相同，但能够被周围人接受的正确沟通方式。

然而，**在实际场景中，有时替代行为并不一定就是合适的行为，这是替代行为的缺点**。

例如，服务对象存在这样的行为问题：他在上课时向同学投掷橡皮，以获取该同学的关注。如果在这个课堂环境下考虑替代行为的话，可以是那些能够实现相同功能的正确的沟通方式，比如可以用口语表达"×× 同学，看我这里"，等等。可是，这种在上课时反复呼喊"×× 同学，看我这里"也并不是一个合适的行为。所以，在这种情况下我们只能教服务对象那些在当前场合下被认可的"适当行为"。比如，我们可以将在这个课堂场景中的适当行为目标设计为"上课时听从老师的指导做学习任务"或"上课时认真听老师讲课"。

在某些情况下，我们需要考虑如何分阶段地开展替代行为和适当行为的教学。当减少服务对象行为问题的需要非常迫切时，我们可以优先开展替代行为的教学。如果服务对象具备的适当行为较少，而学习适当行为可能会花很长时间，那么，我们应该先教给他很快就能掌握的替代行为，等行为问题相对减少一些之后，再开展适当行为的教学。

另外，如果服务对象在一定程度上掌握了不少的适应技能，而我们预计他学习适当行为会比较快，那么我们也可以不从替代行为入手，直接开展适当行为的强化教学。

● 行为问题、替代行为及适当行为的差异

	行为问题	替代行为	适当行为
场景	往往不合场景	不一定合场景	适合场景
沟通形式	是沟通形式（具有感觉刺激功能的行为除外）	是沟通形式	不一定具有与他人沟通的功能
行为类型（展现的方式）	无法被周围人接受的行为	可以为周围人接受，但有时不合场景，会有违和感	周围人可以接受的行为，没有违和感

● 对行为问题进行干预时的选择

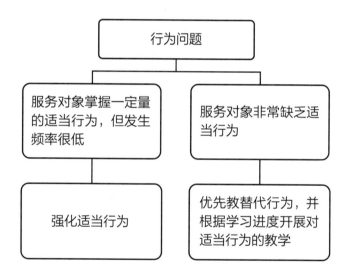

（4）调查服务对象已掌握的适当行为

服务对象具有多少适当行为，这需要我们在实际场景中进行观察，看他是否能做出适当行为，或者是否能根据指导而做出适当行为。

安置机构的工作人员对服务对象开展自立方面的干预，需要制订个别干预计划，工作人员必须事先了解清楚服务对象已经具备了哪些适当行为（适应技能）。

我们对服务对象开展哪些适当行为的教学是有必要的呢？对此，我们需要考虑服务对象未来的目标，或者说要看我们对他的期待有多高。例如，如果服务对象将来要离开全托机构，回到他自己希望的社区生活，那么，以此为目标，他就需要掌握适应社区生活的必要技能。而对于那些最重度的障碍人士，虽然他们进入社区生活比较难，需要安置机构的支持，但我们依然有必要帮助这样的服务对象获得一定程度的自立技能。

如果无法明确地观察到服务对象当前已经掌握的适当行为，我们也可以通过访谈，询问他们的家人或者以往学校的老师和机构的工作人员来了解他们的情况。

我们还可以使用一些评估工具来调查服务对象已具备的适应技能，比如《**文兰适应行为量表（日文版）**》。这个评估工具是评估人员通过当面访谈，向熟悉服务对象情况的人员（其家人或机构工作人员）询问，从而了解服务对象适应技能的掌握情况。该评估量表由 5 个部分组成，分别是沟通技能、日常生活技能、社会性技能、运动技能和不当行为。每个部分都被细分为多个项目，除去不当行为的评估结果，我们将其他 4 个部分的评估结果合在一起，会得到适应行为的综合得分，然后参照同龄人的情况，根据各项适应分数来判断服务对象是否低于标准水平。此外，该评估量表会单独给出服务对象不当行为的评估得分。

● 调查服务对象已经掌握的适当行为

① 观察服务对象的实际表现，记录他是否出现了适当行为。

② 如果没有观察到适当行为的出现，工作人员可以发出指示，看服务对象是否能够执行。

③ 对熟悉服务对象情况的相关人员进行访谈（最好使用《文兰适应行为量表（日文版）》等评估工具）。

● 关于《文兰适应行为量表（日文版）》

● 一对一，当面访谈方式（半结构化的当面访谈）。

● 对象年龄：0~92 岁。

● 所需时间：约 60 分钟。

● 方法：对熟悉服务对象的人员（监护人或教员、支持者等）进行询问。

● 除了沟通技能、日常生活技能、社会性技能、运动技能 4 个部分的评估，还会对不当行为进行评估。

2 对适当行为进行提示的方法 （辅助与辅助渐褪）

（1）辅助与辅助渐褪

为了帮助服务对象更容易做出适当行为，工作人员应该提供能够引发行为的前提线索，给予关于适当行为的额外刺激或提示，以上这些总称为辅助。在实际运用中，辅助的形式多种多样，包括直接接触服务对象肢体的辅助（肢体辅助或肢体引导），以及工作人员做出能让服务对象模仿的动作（示范），直接指向目标物（手指提示），通过口语来提供指示（语言辅助），使用照片、记号、视频等（视觉辅助），等等。

进行辅助时，工作人员必须注意的是，就算是必须向服务对象提供支持，也不能辅助过头。如果工作人员为服务对象提供了过多辅助，服务对象就有可能依赖辅助，**在没有辅助时什么也做不了**，这叫作"**辅助依赖**"。因此，**工作人员必须时刻考虑如何在不提供辅助的情况下，也能让服务对象独立完成适当行为**。工作人员提供的辅助越少越好，这叫作"**辅助最小化原则**"。服务对象的目标是社会生活的自立，如果工作人员总是提供过多辅助，那么服务对象就没办法实现自立。

安置机构的工作人员最常出现的错误之一就是他们认为，为了使服务对象能够完成适当行为，提供大量的语言提示或直接帮忙很重要。其实这样做会使服务对象依赖辅助，最后反而阻碍了服务对象的自立，而工作人员自己却意识不到。当然，在服务对象刚开始学习新的适当行为的阶段，工作人员提供最低限度的辅助是很有必要的，但随后，他们需要逐渐降低辅助频率，减弱辅助强度，这叫作"辅助与辅助渐褪"。

● 辅助的种类

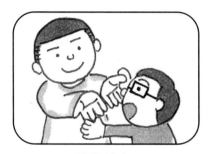

肢体辅助。
（最大的辅助）

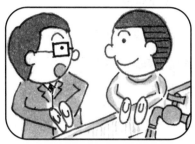

示范（模仿）。
（较大的辅助）

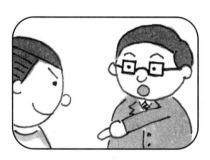

指示目标（手势）。
（较小的辅助）

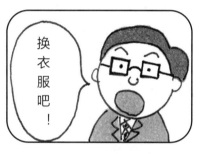

语言辅助。
（最小的辅助）

● 辅助最小化原则

> 提供辅助让服务对象完成适当行为。

> 服务对象完成适当行为后给予强化。

> 降低辅助频率，减弱辅助强度。

（2）肢体辅助

如上文所述，辅助是指为了帮助服务对象完成适当行为而做出的额外刺激和提示。**辅助中最大的刺激和提示，是直接接触服务对象肢体来引导适当行为出现的肢体辅助。**

例如，当服务对象只靠工作人员的口语指令仍不知道应该去哪儿的时候，工作人员拉着服务对象的手带领他走过去；再如，教筷子的使用方法时，工作人员直接手把手地教服务对象操作。这种直接接触服务对象肢体的辅助，适用于工作人员单靠口语或手指提示难以引导服务对象完成正确动作的时候，也适用于他们在教一些对服务对象来说过于复杂的行为的情况。此外，工作人员在对重度智力障碍的服务对象开展教学时，使用肢体辅助的机会可能比较多。

工作人员使用肢体辅助时必须要注意的问题之一是，为引导行为而提供给服务对象的肢体辅助的刺激程度通常比较大，虽然这样可以非常有效地帮助服务对象完成行为，但同时，过大的刺激提示也容易导致服务对象对工作人员产生依赖，或者体验到工作人员来帮忙将会更轻松，从而使服务对象更愿意等工作人员来帮忙。如果这种依赖的可能性越来越大，那么服务对象就会逐渐陷入所谓的辅助依赖，出现"若无工作人员就不行动"的情况。因此，我们使用肢体辅助，从一开始就必须考虑如何逐步减少它。

肢体辅助的重点是，不应与服务对象的肢体接触得太紧密，而只作为对行为的引导。像轻轻地推一下后背这样，**只轻触服务对象的肢体**是要点。此外，在服务对象的正面提供辅助时，工作人员会进入服务对象的视野，这更容易导致辅助依赖的出现。因此，工作人员应该注意从服务对象的身后提供辅助。再有，工作人员使用刺激较大的肢体辅助之后，也可能会给服务对象留下强烈的被强制感，使服务对象产生对工作人员的厌恶情绪，因此，每当目标行为完成之后，工作人员应该好好地给予服务对象表扬。

● 肢体辅助的实例

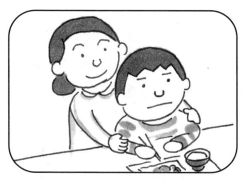

进餐时从身后扶着服务对象的手臂。

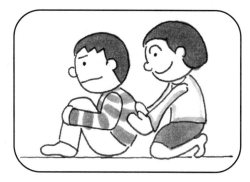

为了帮助坐着的服务对象站起来，从
后面轻推其腰部。

● 肢体辅助的注意点

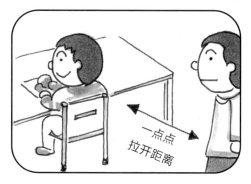

应该时刻考虑辅助依赖的风险，找好
辅助渐褪的时间节点。

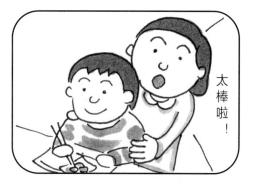

肢体辅助是对服务对象完成行为的强
制要求，所以在服务对象完成适当行
为之后，一定要给予其强化。

（3）示范

示范是一种可以帮助服务对象通过模仿他人的行为来学习的辅助方法。要想让示范成为有效的教学手段，服务对象首先要能够关注并模仿他人的行为。如果服务对象关注他人的能力不足，那么通过他人示范来学习行为往往也会比较难。

此外，示范不适合服务对象用来学习过于复杂的行为，因为行为太复杂的话，服务对象会很难成功模仿。通过示范来学习的行为，对重度障碍的服务对象来说，最好限定为单一行为或最多 2 个步骤的行为（比如，拿起饭碗用筷子吃饭）。

提供示范辅助的方法是，**工作人员首先发出指令让服务对象关注自己**，然后工作人员做出示范行为。我们要让服务对象明白此时最重要的就是关注工作人员的示范。很多示范辅助做不好的原因就在于，工作人员没能让服务对象认真关注示范动作从而导致辅助失败。

工作人员在做出示范之后，再发出明确指令让服务对象跟随着做出模仿。如果在没有指令的情况下，服务对象也能在工作人员提示后马上模仿，那么工作人员就无须发出指令。

如果服务对象无法做出正确的模仿，工作人员可以再示范 1 次。如果工作人员做了 3 次示范，服务对象仍然无法正确模仿，那么，我们应该将该示范行为重新设计为更为简单的行为，或者使用其他辅助方法。另外，当服务对象能够正确模仿时，工作人员不要忘了表扬服务对象来强化该适当行为。

● 示范辅助能够成功的条件

- 吸引服务对象的关注。
- 服务对象能够模仿。

● 示范的步骤

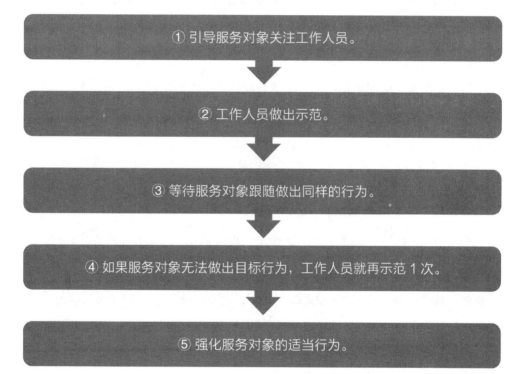

① 引导服务对象关注工作人员。

② 工作人员做出示范。

③ 等待服务对象跟随做出同样的行为。

④ 如果服务对象无法做出目标行为，工作人员就再示范 1 次。

⑤ 强化服务对象的适当行为。

（4）手指提示

手指提示，是工作人员用手直接指向某个物品或某一方向，从而引导服务对象做出适当行为的辅助方法。例如，工作人员让服务对象去特定的活动场所时，可以用手指示方向；让服务对象使用某个特定物品进行任务操作时，可以用手指向目标物品；引导服务对象做出某些行为时，也可以使用手指提示。

在使用手指提示时，最重要的是**要让服务对象关注工作人员的手势**。显然，如果服务对象根本就没有看，那么工作人员给出的手指动作就根本起不到提示作用。因此，工作人员必须在服务对象看过来的时候给予这种手指提示。

如果工作人员使用手指提示后服务对象仍然没有做出目标行为，那么工作人员可以一边用手指物，一边"咚咚"地轻敲目标物品，通过发出的声音来强调手指提示。

即便如此，有一些服务对象仍然无法做出适当行为，那么工作人员可以同时使用语言辅助，或者改用肢体辅助等其他形式的辅助。

手指提示有时会和语言辅助**一起**使用，也就是说，服务对象仅靠手指提示仍不明白自己应该做什么时，工作人员可以同时使用语言辅助。反过来，服务对象只靠语言辅助很难完成目标行为时，工作人员也可以同时使用手指提示。使用手指提示时，我们通常都要求服务对象紧随提示马上做出目标行为。也就是说，如果工作人员单用语言无法成功引导服务对象做出目标行为，或者服务对象很慢才做出目标行为，那么工作人员可以在给予语言辅助的同时给予手指提示，以引导服务对象马上做出反应。

● 手指提示的实例

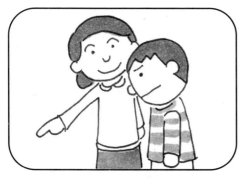

站在服务对象的旁边，
用手指向目标物品。

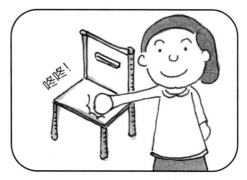

通过直接触摸目标物品进行辅助。

● 手指提示和语言辅助一起使用时的辅助渐褪

手指提示和语言辅助一起使用。

服务对象能够完成适当行为之后，对这两种辅助中的一种执行辅助渐褪程序（语言辅助先渐褪也许更好）。

对另一种辅助执行辅助渐褪程序，使服务对象在无辅助下也能完成目标行为。

（5）利用口语的提示（语言辅助）

为了引导服务对象做出适当行为，工作人员利用口语进行指导，这叫作"语言辅助"。语言辅助可能是在安置机构每日支持中使用最多的一种辅助。语言辅助最有用的地方是它可以让工作人员只付出非常少的体力。例如，使用肢体辅助或手指提示时，工作人员必须要走到服务对象身边，甚至直接接触服务对象的肢体，这就要求工作人员和服务对象双方的体力支出都会较多。与此相比，语言辅助不需要肢体接触，工作人员也不一定需要走到服务对象身边，因此工作人员和服务对象的体力支出都会比较小。而且，工作人员可以自己选择在哪个时间点上给予辅助，这也是语言辅助的优点之一。

同时，我们必须认识到，语言辅助虽然让工作人员的体力支出比较小，但也正因如此，**工作人员会更倾向于频繁地使用这种辅助**，那么，他们提供辅助的频率也就自然会提高，**服务对象同样也就更有可能养成等待工作人员的语言辅助的习惯**，这会带来一些风险。

第一个风险是，服务对象很容易陷入辅助依赖。也就是说，服务对象在获得语言辅助之前一直等待，而不听从原本的指令。进而，在工作人员提供了语言辅助之后，如果服务对象仍然不听从指令，那么，不听从指令而继续自己原来的其他行为，这种表现就会被强化，这往往导致工作人员不得不反复发出指令，还可能会让工作人员发指令的方式越来越强硬。

第二个风险是，服务对象的一些为了获取工作人员关注或者实现逃避任务的行为问题，可能会因此被强化。例如，一些语言辅助很像是指令性刺激，这对有些服务对象来说可能是厌恶刺激，工作人员重复地发出这种语言辅助，有可能会引发服务对象具有逃避功能的行为问题。因此，如果工作人员连续发出 3 次语言辅助，服务对象仍然不能完成目标行为的话，那就说明工作人员的语言辅助方式可能有问题，工作人员需要考虑使用其他辅助。

语言辅助的要点是，提示语言应是服务对象能理解的，简洁而具体，不可过于复杂，不能多次重复。

● 语言辅助的要点

- 对服务对象的语言提示要清晰（工作人员如果话太多，服务对象就可能无法完成目标行为）。

- 应考虑如何降低语言辅助本身的提示作用（例如，"应该给××？""现在该做什么了？"等）。

- 语言指示只给出最多 2 步的任务（去××，把×× 拿来）。

- 只有在预计服务对象在语言辅助下能够完成适当行为时，才使用这种辅助方法，否则，就应该从更高强度的辅助开始，比如肢体辅助或手指提示。

● 语言辅助的风险与注意点

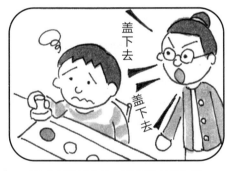

语言辅助过度，不仅可能会让服务对象产生依赖，也可能会让工作人员产生依赖。

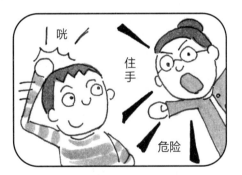

可能会强化具有关注功能的行为问题，也可能会引发具有逃避功能的行为问题。

（6）图片或照片、文字的辅助

使用图片或照片进行辅助，在我们的日常生活中这样的例子不胜枚举。例如，道路标志，驾车时引导我们去目的地的导航系统，卫生间的男女标志等，可以说，这类标志和指示是我们生活中最为自然的辅助形式。

而且，因为这些辅助并不是旁人直接向服务对象提供的，因此服务对象不容易对此产生辅助依赖，更有可能被引导做出自发行为。这类辅助是促进服务对象自立的非常重要的辅助。用于 ASD 人士的图片或照片辅助里，比较常见的一种就是活动时间表。

此类视觉辅助的例子还有，当 ASD 人士不知应该去哪儿时，我们可以通过箭头图示使他不迷路，顺利到达目标场所。此外，在任务操作时，我们也常用图片或照片向服务对象说明任务步骤。再如，在放鞋的地方贴上鞋样的图片，服务对象就可以在没有别人的帮助下把脱下的鞋放置好。

为什么视觉辅助对 ASD 人士较为有效呢？这是因为 ASD 人士不容易理解从耳朵进入的听觉刺激（包括他人的口语指令或刺激）。其实我们也一样，视觉刺激通常比声音更直观。因此，如果服务对象对语言辅助容易产生依赖，而导致适当行为较难出现的话，工作人员就需要考虑使用照片或图片、记号等视觉辅助的方法。

图片或照片辅助的例子包括，计划好的每日活动时间表及每周或每月的活动表，用照片及文字讲解操作任务、日常活动的步骤表（任务分解表），指示目标场所的导航图，用画图来解释他人情绪的提示，用图片来讲解社会规则的视觉提示，等等。这些内容包括社会行为规则，仅靠语言辅助往往很难被掌握，那么我们就可以运用视觉化的方式来帮助服务对象理解。

● 图片或照片辅助的例子

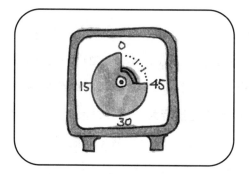

倒计时器。

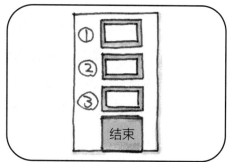

时间表。

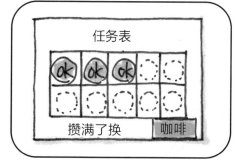

代币粘贴版。

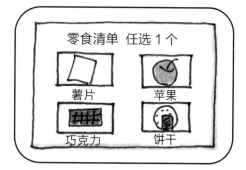

可选的食物照片。

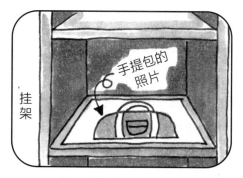

提示放置物品的场所。

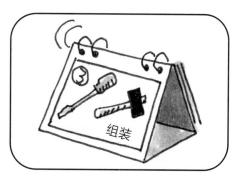

操作步骤表（任务分解表）。

（7）辅助程度

不同的辅助形式给服务对象的刺激强度大小不一，支持者要根据辅助类型加以判断并调整。为了使服务对象能够走向自立，工作人员对于适当行为的辅助频率越少越好，刺激强度也越小越好。工作人员应时刻牢记，**干预的最终目标是，在没有支持者辅助的情况下服务对象也能完成适当行为**。另外，很重要的一点是，工作人员的职责并不只是向服务对象提供辅助，而是应从多方面提供支持，帮助服务对象完成他自己想做的行为。因此，工作人员在帮助服务对象完成适当行为时，应该只提供**最小限度的必要辅助**。

辅助的刺激强度，从大到小依次为：肢体辅助，示范，手指提示与手势辅助，语言辅助。这些辅助形式的选择，应根据服务对象的能力和目标行为的难度来进行。

使用哪种辅助，我们要根据服务对象需要学习的适当行为的难度来做出调整。如果服务对象存在严重的智力障碍，掌握的技能比较少，那么，在适当行为的教学初始阶段，我们应该从强度大的辅助开始（即肢体辅助或示范），然后逐渐减小辅助强度，并降低辅助频率，帮助服务对象独立完成适当行为。

如果工作人员已经了解到服务对象可以在一定程度上完成适当行为，或者服务对象的智力障碍程度较轻，或者服务对象已经掌握了较多的技能，那么工作人员也可以不必从最大强度的辅助开始，而只提供较小的辅助（即语言辅助或手指提示）。但当较小强度的辅助无法帮助服务对象完成目标行为时，工作人员就应该增加辅助强度和频率（比如，可以同时使用手指提示等辅助）。

● 如果目标适当行为对服务对象来说比较难

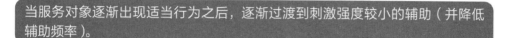

从辅助刺激强度较大的肢体辅助开始（有必要的话，可以同时使用示范、手指提示、语言辅助）。

↓

当服务对象逐渐出现适当行为之后，逐渐过渡到刺激强度较小的辅助（并降低辅助频率）。

↓

辅助渐褪，即逐步减少支持者的辅助，最终使得服务对象在无辅助情况下也能独立完成适当行为（或者过渡到图片或照片的辅助）。

● 如果服务对象曾经完成过适当行为（或者预计他能够完成）

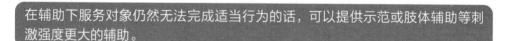

可以等待一段时间（5~10 秒），看服务对象是否出现适当行为，如果没有出现，就提供最小限度的辅助（语言辅助或手指提示等）。

↓

在辅助下服务对象仍然无法完成适当行为的话，可以提供示范或肢体辅助等刺激强度更大的辅助。

↓

依然要时刻记住：只提供强度最小、频率最低的必要辅助。

（8）辅助时机与辅助延迟

为了让服务对象最终能够独立完成适当行为，支持者有必要考虑提供辅助的时机。在教学之初，如果我们事先预计到服务对象在缺少高强度辅助的情况下无法完成目标行为，那么在初始阶段最好就提供强度较大的辅助。

但如果服务对象之前曾经出现过目标行为，或者我们预计他完成目标行为的可能性较高，那么即使没有工作人员的辅助他也很有可能成功。在这种情况下，如果工作人员一开始就提供辅助的话，就反而是多余的，且很可能会阻碍服务对象独立完成适当行为。工作人员可以采用在提供辅助之前等待一会儿的方法，看服务对象的行为是否会出现（辅助延迟）。也就是说，这种方法要求**工作人员等待服务对象完成适当行为**。

有些服务对象在工作人员发出指令之后，可能要过一段时间才会开始具体行动。因此，我们需要事先观察了解该服务对象从工作人员发出指令后到他开始行动一般需要多少时间。如果工作人员了解了这个时间差，就不需要急于为服务对象提供辅助，可以等这段时间过去，看服务对象是否开始独立地做出适当行为。

例如，工作人员事先了解到，服务对象在接收到指令之后 5 秒钟左右才会开始做出行为，那么工作人员就应该在提供辅助之前等待 5 秒钟。如果 5 秒钟过后服务对象仍然不开始，那么这时工作人员再提供必要的辅助。工作人员需要注意的是，对这个类型的服务对象的独立行为应该提供等待时间。

不过，如果服务对象出现了过分依赖工作人员辅助的情况（辅助依赖），那么服务对象就有可能会一直等着工作人员提供辅助，这种情况下的等待可能会起到反作用，如果是这样的话，那么工作人员就不要等待服务对象的目标行为出现，而应该在指令发出后就提供辅助。

● 从工作人员发出指令到服务对象开始行动，这中间的时间间隔因人而异，因此工作人员需要事先了解服务对象的既往表现

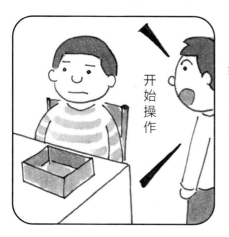

工作人员发出行为指令后等待一段时间。

经过几秒钟之后

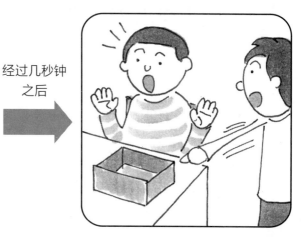

几秒钟之后，服务对象仍然没有开始做出行为的话，工作人员再提供辅助。

● 辅助延迟

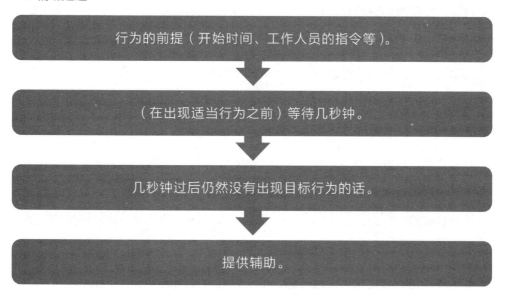

行为的前提（开始时间、工作人员的指令等）。

（在出现适当行为之前）等待几秒钟。

几秒钟过后仍然没有出现目标行为的话。

提供辅助。

3　逐步接近目标适当行为（塑造）

（1）小步骤引导

在帮助服务对象时，我们总会遇到不得不从头开始教的时候。很多比较困难的适当行为，想一下子就教成功通常是不可能的。而且，由于反复教都不成功，工作人员和服务对象都可能会越来越焦躁，甚至可能引发行为问题。

向服务对象教授适当行为时，如果工作人员觉得很难一下子就教会，那么就应该采取**逐步接近目标行为**的方法，这种方法叫作**"塑造"**。塑造是指，支持者在教授比较难的适当行为时，不要试图一步到位地教会目标行为，而是要**从服务对象当前能够做出的技能开始**，一点一点地教学，逐步接近目标行为。这就是**小步骤引导**的方式。

也就是说，我们不要追求一下子达成困难目标，而要扎实地、一小步一小步地爬台阶，从而引导出目标行为。具体做法是，**引导服务对象，当他能够做出比当前水平只难一点点的行为时就给予强化**。

行为塑造时很重要的一点是，工作人员需要保持不慌不忙的态度，按照教学计划的进度对服务对象进行引导。当服务对象被要求学习难度过大的技能时，他们可能会烦躁冲动而引发行为问题，因此工作人员很有必要帮助他们稳扎稳打地逐步学习。

教学步骤也不总是按顺序进行的，当工作人员发现这个技能实在太难时，教学也常常有必要回到前面的步骤上。小步骤引导方式非常需要工作人员**"认可服务对象当前能够完成的行为"**。

● 小步骤引导是指什么?

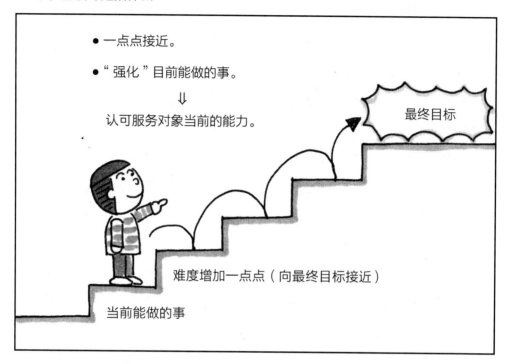

● 一点点接近。

● "强化"目前能做的事。

⇓

认可服务对象当前的能力。

最终目标

难度增加一点点（向最终目标接近）

当前能做的事

● 小步骤引导的方式

● 如果服务对象学习适当行为比较难，工作人员就逐步接近。

● 工作人员需要了解服务对象当前能够完成怎样的行为。

● 工作人员引导服务对象出现更接近适当行为的行为并强化。

● 小步骤等于"认可服务对象目前的能力"。

（2）差别强化

执行塑造程序的保障是一种叫作"差别强化"的重要干预技术。差别强化，顾名思义，是指将作为目标的适当行为与其他行为加以区分，瞄准目标，给予强化。也就是说，差别强化是**只强化目标行为，而不强化其他行为（通常这种不强化也就是消退）**。差别强化有几种具体类型，在塑造程序中，我们需要采用的方法是只强化更接近目标的适当行为，而对其他行为都不予强化。

执行塑造程序时我们先要定义清楚服务对象的适当行为，做好准备并根据需要给予辅助，然后只强化服务对象的适当行为，而对其他行为不予强化。但是，运用差别强化对适当行为进行塑造时，我们需要始终瞄准最终目标，也就是帮助服务对象掌握当前尚做不到的技能。因此，只要服务对象当前能做出一点点适当行为，我们就应该给予强化，提高这样的适当行为出现的频率。以下是塑造（对接近目标的适当行为进行差别强化）程序的介绍。

开始前，我们要明确服务对象需要学习的适当行为究竟是什么，这需要支持者先定义好最终的目标行为是什么。明确了最终目标的适当行为之后，支持者需要通过观察和记录来了解服务对象当前的适当行为的水平，并通过分析观察数据，掌握服务对象在无辅助的情况下能够在多大程度上独立完成目标的适当行为。

然后，我们需要列出服务对象学习适当行为的具体步骤。很多服务对象很难一下子就掌握适当行为，支持者不能以一教就会作为目标，而必须从当前能够做到的、更接近目标的适当行为开始，逐步强化。支持者应该采用差别强化技术，只强化更接近目标的适当行为而不强化其他行为。

● 差别强化的程序

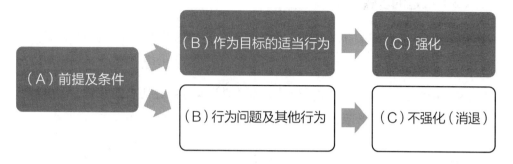

● 塑造程序

① 出现了与最终的目标行为有一点接近的适当行为就强化（争取无辅助下也能稳定地完成）。

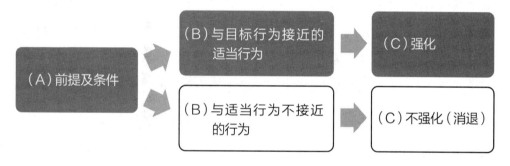

② 只强化比之前更接近最终目标的行为。

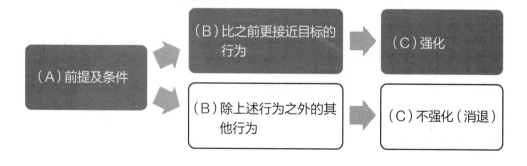

（3）塑造的步骤

如前文所述，塑造的要点是，支持者从服务对象当前能够做到的行为开始，逐步引导他做出接近最终目标的适当行为。因此，支持者需要先通过观察了解服务对象当前的能力，再考虑需要设计哪些教学步骤**才能让服务对象掌握最终的适当行为**。

教学步骤的设计，可以参考右页步骤的例子。工作人员不可能一开始就清楚地知道应该为某位服务对象设计出怎样的具体教学步骤。因此，工作人员首先要对该服务对象开展行为观察，确认该服务对象当前能够完成到什么程度。即使工作人员按照计划的塑造步骤启动教学，过程中也可能会遇到挫折，那么服务对象就依然很难掌握要学会的适当行为（当然，教学过程也会出现过于简单的情况）。这时，工作人员应该及时调整教学步骤。如果是为了降低难度，工作人员就可以在过程中增加新的步骤。因为步骤太难，服务对象容易出现焦虑，一旦他们出现行为问题，工作人员就可能需要考虑回到之前的步骤，再重新开始教学。

塑造程序，必须先要强化当前服务对象已经能够完成的行为，让这个行为更多地出现。同时，对那些不适当行为，或者与目标行为不接近的行为都不予强化。

另外，工作人员还需要考虑确定**进入下一步骤的标准**（例如，在无辅助的情况下，服务对象连续 3 次能完成，等等）。确定了这样的进阶标准后，工作人员再开始进行新步骤的教学。这样，服务对象也就有可能清楚自己是否达成了当前教学步骤的任务。如果服务对象很难独立完成当前步骤，那就需要工作人员提供辅助，但要注意的是，工作人员只应该提供最小限度的必要辅助。如果工作人员总是频繁地提供辅助，那说明当前这个步骤对于服务对象来说可能太难，工作人员就需要考虑重新设计教学步骤。

● 塑造的步骤　例1

最终目标：用拖把将自己房间地板的所有角落都拖 1 遍。

① 能够拿着拖把柄，不打湿拖把，左右移动 10 次。

② 能够拿着拖把柄，先打湿拖把，再左右移动 10 次。

③ 能够拿着湿拖把，一边左右移动拖地板，一边在房间里走 1 个来回。

④ 能够拿着湿拖把，一边左右移动拖地板，一边在房间里走 3 个来回。

⑤ 能够拿着湿拖把，一边左右移动拖地板，一边在房间里走 5 个来回。

⑥ 能够拿着湿拖把，把房间的所有角落都拖 1 遍。

● 塑造的步骤　例2

最终目标：在浴室用打上肥皂的毛巾洗自己的身体。

① 能够用打上肥皂的毛巾，洗自己的双臂。

② 能够用打上肥皂的毛巾，洗自己的双臂和双腿。

③ 能够用打上肥皂的毛巾，洗自己的双臂、双腿和脖子。

④ 能够用打上肥皂的毛巾，洗自己的双臂、双腿、脖子和私处。

⑤ 能够用打上肥皂的毛巾，洗以上部位，然后展开毛巾洗后背。

⑥ 能够自己在毛巾上打肥皂，然后洗全身。

4 复杂行为需要先分解再教学（任务分解与行为链）

（1）将复杂、困难的行为细分

当服务对象无法掌握最终目标的适当行为时，我们需要考虑的是，很多目标行为都是很复杂的，教学必须要通过很多的步骤。遇到那些难以快速成功的复杂行为，就算工作人员想一口气教会服务对象也不可能，而且这样很容易把服务对象和工作人员双方都搞得很焦虑。面对这种情况，我们应该采用任务分解的方法。

任务分解是指将复杂而困难的行为细分为多个较为简单的行为，从而降低服务对象技能学习的难度，也使得工作人员的干预操作更为容易。例如，"吃咖喱饭"的任务，看上去似乎很简单，但对于一些难以独立进餐的服务对象来说却很难。当然，在分解这个"吃咖喱饭"的任务之前，我们需要具体地定义目标行为。例如，我们明确任务为"用右手握住勺柄，舀起一勺咖喱饭，将勺子送至嘴边，把饭放进嘴里"。这个技能的任务分解如右页例 1 所示。

进行任务分解时，工作人员可以按照时间顺序将具体行为依次划分开。很多工作人员经常会把塑造与任务分解搞混，说不清这两者的区别。塑造是指从服务对象当前可以做到的行为出发逐步接近目标行为，而这里讲解的**任务分解的特征是将复杂而困难的任务细分为多个行为技能，从而降低服务对象的学习难度。**

对困难而复杂的行为进行任务分解的要点是，对该服务对象当前已经具备的技能或者**很容易就能学会的技能只做粗略的分解，而对那些还未掌握的或者学习起来很困难的技能做更为细致的分解**。通过任务分解，服务对象可以更容易地掌握任务中的每一项细节技能，这在行为干预中非常重要。

● 任务分解与塑造的区别

任务分解	塑造
● 将最终目标的适当行为分解为多个技能。 ● 对每一个细分的技能进行强化，直到服务对象能够掌握全部技能。	● 对更接近最终目标的适当行为进行强化。 ● 逐步引导，直到服务对象掌握最终的目标行为。

● 任务分解　例1

适当行为：用右手握住勺柄，舀起一勺咖喱饭，将勺子送至嘴边，把饭放进嘴里。

① 用右手握住勺柄。

② 用勺子舀起咖喱饭。

③ 将盛有咖喱饭的勺子送至嘴边。

④ 把饭放进嘴里。

⑤ 把勺子从嘴里拿出来。

● 任务分解　例2

适当行为：在浴室用打上肥皂的毛巾清洗自己的身体。

① 用水打湿毛巾。

② 在毛巾上打上肥皂，揉出肥皂泡。

③ 用毛巾擦洗右臂。

④ 用毛巾擦洗左臂。

⑤ 擦洗脖子。

⑥ 擦洗私处。

⑦ 用双手展开毛巾擦洗后背。

⑧ 淋浴，冲掉身上的肥皂泡。

（2）对单个行为提供辅助，将一系列行为串链起来（行为链）

我们先将适当行为通过任务分解划分为多项单个行为，然后考虑如何对每项单个行为进行教学，以及最终如何将它们串链起来形成整体的适当行为。这种将多项单个行为串链起来形成系列的适当行为的干预技术，叫作"行为链"。行为链就**像将很多单环串链在一起一样**。

在帮助服务对象串链每项单个行为时，工作人员需要提供辅助，使服务对象最终能够独立完成整个适当行为。但是，工作人员必须时刻提醒自己，只应提供最小限度的必要辅助。行为链教学的最终目标是服务对象在没有工作人员提供辅助的情况下也能独立地完成整个适当行为，为此，我们必须清楚服务对象当前是否能够独立地做出各项单个行为，其中是否有些环节仍需要得到辅助。这需要**工作人员对服务对象做出行为观察和记录**，并及时地提供辅助。行为链教学有以下3种具体方案。

第一种方案是逆向串链，我们先将适当行为通过任务分解得到一系列单个行为，再从行为链的**最后一个行为开始教起**，然后按照逆向顺序往前逐个教学，最后让服务对象能独立完成行为链上的全部行为。工作人员从教第一个行为开始，依次往后一直都提供辅助，只有在教最后一个行为时争取让服务对象在无辅助或者较少辅助下也能完成。

第二种方案是顺向串链，我们先将适当行为通过任务分解得到一系列单个行为，再从行为链的**第一个行为开始教起**，然后按照顺序往后逐个教学。工作人员应该只在教第一个行为时尽量不提供辅助或只给较少的辅助，以帮助服务对象学习掌握第一个行为，其后的每个行为，工作人员都应该提供辅助，与服务对象一起做下去，直到完成最后一步。

第三种方案是全任务呈现法，我们先将适当行为通过任务分解得到一系列单个行为，然后工作人员只对服务对象可能无法独立完成的行为提供必要的辅助。

　　采用哪一种方案对服务对象最好，这并不确定，需要工作人员对服务对象进行仔细的观察，然后找出最适合该服务对象，也适合具体任务的行为链教学方案。

● 单个行为的完成，是下一步行为的"前提"

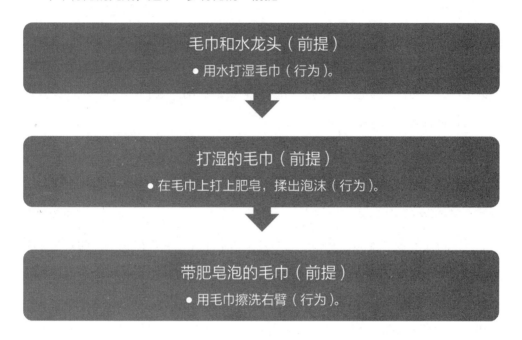

毛巾和水龙头（前提）
● 用水打湿毛巾（行为）。

打湿的毛巾（前提）
● 在毛巾上打上肥皂，揉出泡沫（行为）。

带肥皂泡的毛巾（前提）
● 用毛巾擦洗右臂（行为）。

● 行为链（串链）是指

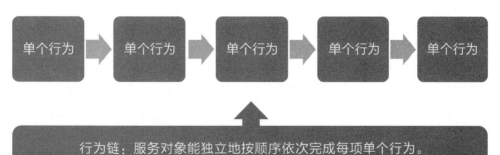

单个行为　单个行为　单个行为　单个行为　单个行为

行为链：服务对象能独立地按顺序依次完成每项单个行为。

（3）从最后一个单个行为开始教（逆向串链）

通过任务分解，对目标任务按顺序排好每一步的单个行为，工作人员从第一个行为开始，依次往后一直都提供辅助，以帮助服务对象完成每个环节的行为，只到最后一个行为时，不提供辅助，而争取让服务对象独立完成，这样的引导教学叫作"逆向串链"。

如右页上图所示，我们要求服务对象学习掌握的目标行为是一系列行为顺序中最后一步的单个行为，即图中⑧。工作人员先通过教学，使服务对象能够在无辅助情况下也可以完成这个行为。当服务对象掌握了这个行为之后，接下来我们教学的目标行为是倒数第二个，即图中⑦。

再接下来，当然就是倒数第三个行为的教学。综上所述，逆向串链就是工作人员从任务分解的最后一个步骤的行为开始，逐个地倒着往前教学，直至服务对象能够全部独立完成。

因为尚未开展教学的环节中的那些行为需要工作人员提供辅助。即从第一个步骤开始按照顺序逐个进行的每个行为，工作人员都应该提供辅助以确保任务能继续下去，直到最后一个行为，工作人员可不再提供辅助，争取让服务对象自己完成。一旦服务对象能够在无辅助的情况下独立完成，工作人员一定不要忘记强化。

逆向串链最大的优点是，让服务对象从行为序列的最后一步开始学习，完成这步之后，行为链的整个任务就完成了，因此服务对象更容易得到强化，工作人员此时的表扬"完成啦""真棒啊"，也更能够成为提高服务对象做出适当行为的动因。

● 从最后一步的单个行为开始教的方法（逆向串链）

适当行为：在浴室用打上肥皂的毛巾清洗自己的身体

① 用水打湿毛巾（辅助）。 ② 在毛巾上打上肥皂，揉出肥皂泡（辅助）。 ③ 用毛巾擦洗右臂（辅助）。 ④ 用毛巾擦洗左臂（辅助）。 ⑤ 擦洗脖子（辅助）。 ⑥ 擦洗私处（辅助）。 ⑦ 用双手展开毛巾擦洗后背（辅助）。 ⑧ 淋浴，冲掉身上的肥皂泡（服务对象自己完成）。

➡

① 用水打湿毛巾（辅助）。 ② 在毛巾上打上肥皂，揉出肥皂泡（辅助）。 ③ 用毛巾擦洗右臂（辅助）。 ④ 用毛巾擦洗左臂（辅助）。 ⑤ 擦洗脖子（辅助）。 ⑥ 擦洗私处（辅助）。 ⑦ **用双手展开毛巾擦洗后背（服务对象自己完成）。** ⑧ 淋浴冲掉身上的肥皂泡（服务对象自己完成）。

工作人员从一系列单个行为的最后一个行为开始教学，让服务对象学习独立地完成最后一步的行为，然后再依次倒着教前一个行为。

● 逆向串链的优点

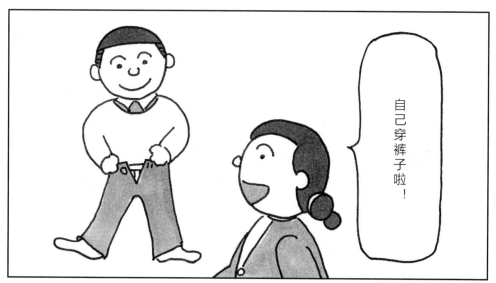

服务对象掌握最后一步的单个行为，当他能够独立完成时，就可以更容易获得成功体验，工作人员也更容易通过有效强化来鼓励他。

（4）从第一个单个行为开始教（顺向串链）

顺向串链与逆向串链相反，即任务分解之后，工作人员按顺序从第一个单个行为开始教起，要求服务对象先独立完成第一步。

工作人员发出指令，要求服务对象开始做任务，随后等待服务对象完成第一个行为。如果服务对象无法完成第一个行为，那么工作人员应该根据需要辅助服务对象完成，以后逐渐让服务对象在无辅助的情况下也能独立完成。从第二个行为开始，后面的行为则都应在工作人员的辅助下完成。

当服务对象能够在无辅助的情况下完成第一个行为时，接下来的教学则是要求服务对象继续独立完成第二个行为，那么从第三个行为开始，后面的行为则都应在工作人员的辅助下完成。

顺向串链的例子如右页所示。整个适当行为经任务分解，形成了 8 个步骤的单个行为。工作人员先提供辅助，教服务对象完成第一个行为"用水打湿毛巾"。当服务对象在无辅助的情况下也能完成这个行为之后，工作人员教第二个行为"在毛巾上打上肥皂，揉出肥皂泡"。之后，工作人员按顺序教第三个、第四个行为，并提供辅助，直到最后。服务对象能在无辅助的情况下，依次完成所有步骤中的每个行为，这样就达成了串链的目标。教学中**很重要的一点就是提供的辅助始终应保持在最小限度**。此外，与使用逆向串链技术一样，要想对教学方案做出进一步的调整，那么工作人员应该记录自己为服务对象提供了何种程度的辅助。

逆向串链和顺向串链哪个更有效，据说并没有太大差别。这需要我们在具体实践中根据服务对象的个别化差异，以及具体的教学任务和适当行为来尝试选择。

● 从第一个单个行为开始教的方法（顺向串链）

适当行为：在浴室用打上肥皂的毛巾洗自己的身体。

从单个行为的第一个行为开始，让服务对象能独立完成行为，这样反复练习。

①用水打湿毛巾（服务对象自己完成）。

②在毛巾上打上肥皂，揉出肥皂泡（辅助）。

③用毛巾擦洗右臂（辅助）。

④用毛巾擦洗左臂（辅助）。

⑤擦洗脖子（辅助）。

⑥擦洗私处（辅助）。

⑦用双手展开毛巾擦洗后背（辅助）。

⑧淋浴，冲掉身上的肥皂泡（辅助）。

①用水打湿毛巾（服务对象自己完成）。

②在毛巾上打上肥皂，揉出肥皂泡（服务对象自己完成）。

③用毛巾擦洗右臂（辅助）。

④用毛巾擦洗左臂（辅助）。

⑤擦洗脖子（辅助）。

⑥擦洗私处（辅助）。

⑦用双手展开毛巾擦洗后背（辅助）。

⑧淋浴冲掉身上的肥皂泡（辅助）。

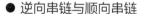

● 逆向串链与顺向串链

• 由步骤较多的单个行为构成的行为链，我们在教学时可以先将该行为链进一步分解成几段较短的行为链，在服务对象掌握了每个较短的行为链之后，再将这几段较短的行为链串链起来（小野，2005）。

• 在发育障碍人士的适当行为教学中，逆向串链的效果也许更好。

• 逆向串链和顺向串链哪个更有效，这无法一概而论，需要工作人员根据特定服务对象的个别化表现来选择。

（5）对全部行为进行整体教学（全任务呈现法）

这个方法与前文所述的两种方法不同，工作人员不需要让服务对象按顺序学习任务分解的每一项单个行为，而是**只针对其中某一项服务对象无法完成或者做得不熟练的单个行为进行局部的辅助**。这个方法适用于不太长且不太复杂的行为链。此外，如果目标任务当中只有某部分的单个行为是服务对象难以完成的，那么也可以尝试用这种方法教学。

如右页所示，我们将目标的适当行为分解成一系列行为，包括：用右手握住勺柄，舀起一勺咖喱饭，将勺子送至嘴边，把饭放进嘴里。假设在这些行为当中，服务对象只对"用右手握住勺柄"的行为操作不熟练，那么工作人员就只对这个动作提供辅助。具体运用怎样的辅助形式，工作人员可以根据服务对象的实际能力来选择。

如果服务对象很难独立完成这个行为，那么工作人员就应该从肢体辅助开始，再逐步将这种刺激程度较大的辅助过渡到较小的手指提示或语言辅助等。当服务对象大部分时候都能独立完成这个行为，只是偶尔会出错的话，那么工作人员可以根据需要只提供一些手指提示或语言辅助即可。

全任务呈现法的难点在于，工作人员只针对服务对象尚无法完成的部分提供必要的辅助。这需要工作人员清楚地做出判断，"应在哪个恰当的时间节点上提供怎样的辅助"，并且有技术能力可以提供正确的辅助。如果工作人员在没必要的情况下也提供了辅助，那么就会出现辅助过度，会让服务对象更容易依赖辅助，导致教了很久服务对象也无法独立完成的情况出现，这会阻碍服务对象的自立。如果服务对象学了很久还是很难完成该适当行为的话，那么工作人员最好采用更为扎实的逆向串链或顺向串链的方法进行教学。

● 全任务呈现法的辅助

适当行为：用右手握住勺柄，舀起一勺咖喱饭，将勺子送至嘴边，把饭放进嘴里。

① 用右手握住勺柄（手把手地帮助服务对象握住勺柄：肢体辅助）。
② 用勺子舀起咖喱饭。
③ 将盛有咖喱饭的勺子送至嘴边（从身后托住服务对象的右肘：肢体辅助）。
④ 把饭放进嘴里。
⑤ 把勺子从嘴里拿出来。

→

① 用右手握住勺柄（把勺子靠近服务对象的右手：视觉辅助）。
② 用勺子舀起咖喱饭。
③ 将盛有咖喱饭的勺子送至嘴边（必要时轻触服务对象的右肘：肢体辅助）。
④ 把饭放进嘴里。
⑤ 把勺子从嘴里拿出来。

只在必要时才为服务对象提供辅助，并注意尽可能地减少辅助的刺激程度。在这个例子中，虽然各步骤提供的同样是肢体辅助，但也可以渐进地减少辅助刺激的大小。

● 只给予最小限度的必要辅助

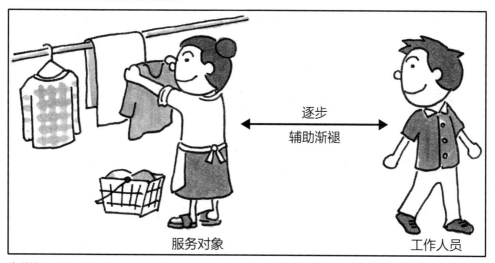

逐步
辅助渐褪

服务对象　　　　　　　　工作人员

为增加服务对象独立完成任务的可能，工作人员可以在服务对象身后进行观察，只在必要时才提供辅助。

（6）任务分解与行为链的记录方法

任务分解与行为链的最终目标是，使服务对象在周围没有工作人员或其他人员的帮助时，也能够独立完成适当行为，因此在教学过程中，工作人员必须只提供最小限度的必要辅助。然而，在实际干预时，工作人员在提供辅助的那一刻有可能只想着去努力帮助服务对象完成任务，至于当时提供了怎样的辅助，事后却往往回想不起来。所以，**要想在事后能够确认服务对象是否有能力在没有工作人员的辅助下也能完成适当行为，这就需要借助工具。**

确认辅助程度的方法就是"做好记录"。如右页任务分解记录的例子所示，我们先将服务对象的适当行为进行任务分解，然后对列出的每一项单个行为都预先计划好可能会提供的不同程度的辅助，包括肢体辅助、手指提示、示范和语言辅助。

工作人员对每个行为提供了怎样的辅助，可以通过这样的记录表来核查，并进行事后反思，使他们了解自己提供给服务对象的辅助程度是否过大，辅助频率是否过高。记录时，我们可以在表格对应位置标上简单的符号或文字。

使用可视化视觉辅助来提供任务分解说明（任务分解表）

任务分解后，我们可以将每一项单个行为用文字或图片进行说明，出示给服务对象，这样也能够很好地引导服务对象完成适当行为。例如，塑料模型的设计图，洗手的步骤图，以照片说明的烹饪流程，等等。类似的视觉化提示，我们平时都曾经看到过。如右页视觉辅助的例子所示，我们用图片讲解每一项单个行为，并制作成翻页式的展示板，服务对象通过这种方式可能更容易掌握一系列的行为步骤，从而在没有工作人员辅助的情况下也能够独立地完成适当行为。

● 任务分解记录的例子

任务分解记录表

服务对象：_____　　　日期：＿＿＿年＿＿月＿＿日

适当行为：用右手握住勺柄，舀起一勺咖喱饭，将勺子送至嘴边，把饭放进嘴里

记录标示：独立完成：○；语言辅助：言；手指提示：指；模仿学习：示；肢体辅助：身

	行为	4/12	4/14	4/16	4/18	4/20
1	用右手握住勺柄	身	指	○	○	
2	用勺子舀起一勺咖喱饭	○	○	○	○	
3	将舀了咖喱饭的勺子送至嘴边	身	身	示	指	
4	把咖喱饭放进嘴里	○	○	○	○	
5	只把勺子从嘴里拿出来	○	○	○	○	
6						

● 视觉辅助的例子

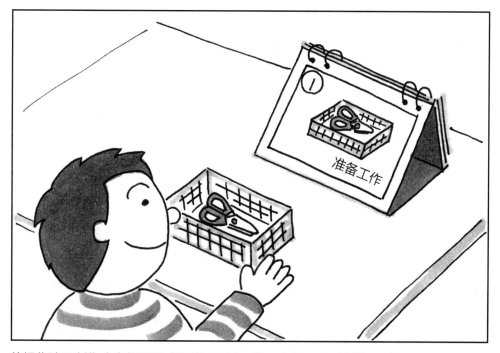

将操作流程制作成类似翻页式日历的形式，做一步翻一页，这样更易懂。

5 代币经济

（1）代币经济

代币经济是指使用代币（代用货币）作为即时奖励的管理系统。日常中我们用钱（货币）来交换自己想要的物品及想参与的活动和娱乐项目，这也就是使用钱的经济系统。代币经济是使用代币来代替钱的一种干预方法。

代币经济的做法是，**工作人员先与服务对象做好约定，当服务对象完成适当行为时，就可以获得作为强化物的代币**。并且，工作人员要与服务对象事先确定，当代币积攒到一定数量之后，服务对象就可以根据约定的数量来交换自己想要的物品或想做的活动（后备强化物）。

代币经济所使用的代币，可以是贴纸或印章等。

此外，配合代币使用的物品还有，用来积攒代币的代币板，用来记录适当行为的表单，描述各目标行为可以获取相应数量的代币的说明表，以及代币积攒到足够数量之后可以换取的实际奖励（后备强化物）等。代币板是一个底板，用来粘贴服务对象完成适当行为时获得的代币，原则上可以由服务对象自己保管，因为这样他们能够随时看到。根据需要工作人员可以将代币板塑封起来，以防止代币板被服务对象不小心撕破。

关于适当行为的具体任务，工作人员可以与服务对象一起商定。此外，标明适当行为可以获得相应数量的代币的说明表，也应该让服务对象能随时看到。代币积攒到足够数量之后所能换取的奖励，也应该在干预的最初阶段就与服务对象一起商量并做好选择。但是要注意的是，要想提高强化物的效力，后备奖励最好使用只在安置机构内才能够提供的物品或活动。

● 代币经济

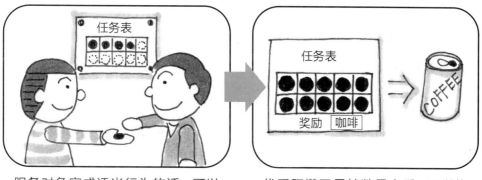

服务对象完成适当行为的话，可以
获得代币。

代币积攒了足够数量之后，可以换
取后备奖励。

● 代币经济的操作流程

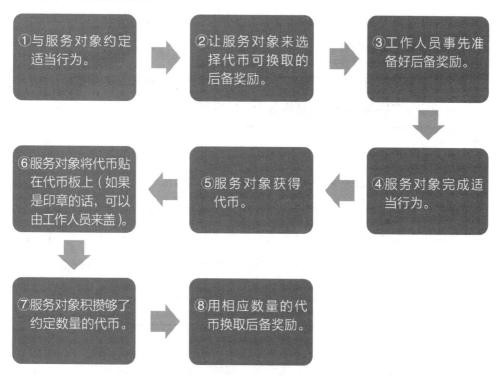

①与服务对象约定适当行为。

②让服务对象来选择代币可换取的后备奖励。

③工作人员事先准备好后备奖励。

④服务对象完成适当行为。

⑤服务对象获得代币。

⑥服务对象将代币贴在代币板上（如果是印章的话，可以由工作人员来盖）。

⑦服务对象积攒够了约定数量的代币。

⑧用相应数量的代币换取后备奖励。

（2）代币经济的规则

在机构中执行代币经济，我们需要先确定 6 件事。

①适当行为是什么?

工作人员要先与服务对象做好约定，明确将要学习哪些适当行为。工作人员应该尽可能使用服务对象能够理解的语言或者能够看懂的文字具体描述目标行为。此外，如果服务对象能够写字，那么服务对象可以在工作人员的引导下自己写下具体目标，这往往可以提高服务对象对适当行为的学习热情。

要点

1）在考虑哪些适当行为需要服务对象学习和获得奖励时，我们不能只选择那些服务对象很难完成的任务，其中至少要含有 1 项他当前就能够较好地完成的内容。

2）在刚开始执行代币经济时，我们要考虑到服务对象的智力程度，不要设定太多的目标行为，最多 3 个，以后再逐渐增加。

---

②使用何种代币（贴纸、印章)?

工作人员要确定服务对象完成任务时获得的代币形式，比如，应该使用印章还是贴纸? 使用服务对象偏爱的卡通人物之类的贴纸通常可以提高动因。此外，代币只能是从工作人员这里获得的东西，而不能是从其他途径也能获得的东西。例如，如果把"拿笔画○"用作代币的话，那么服务对象自己就可以简单伪造，因此不宜使用。工作人员还要注意做好管理，防止代币被盗或被伪造。

要点

1）使用贴纸或印章作为代币比较好，而像"拿笔画○"这类代币，不适合那些有作弊能力的服务对象。

2）选择代币的时候，如果代币本身就是服务对象喜爱的卡通人物，就更能提高动因。

---

③代币可以兑换的后备奖励（后备强化物）是什么?

工作人员需要与服务对象商定最后可以换取的该服务对象喜欢的物品或活动是什么。比如，食物、饮料、玩具、书，以及自由听音乐的权利、购物的权利等，这些都可以根据服务对象的个人喜好来组合提供。如果周围存在因其他服务对象的围观干扰而不宜当场兑换食物的情况，那么，工作人员可以在其他房间或等到其他服务对象看不见的时候再提供这类食物奖励。此外，后备奖励也可以专门选定为服务对象即便回家也无法自由获取的特殊东西。

要点

后备奖励应该最好选用那种在机构里或者回家时服务对象也无法自由获取的特殊东西。

④积攒多少代币后可以兑换后备奖励（后备强化物)?

代币与后备奖励的兑换比例应该事先约定好。为了让服务对象在引入代币经济的初期阶段就能有更多兑换后备强化物的体验，我们应该先设定少量代币就可以兑换的后备奖励。当服务对象能够顺利地完成目标任务之后，我们再逐渐增加兑换所需的代币数量。

要点

初期阶段，服务对象只需积攒少量代币就可以兑换后备奖励，之后再根据后备奖励的价值，逐渐增加需要积攒的代币数量。

⑤完成多少次目标任务可以获得代币？

工作人员应该尽量在服务对象完成任务后马上提供代币，或者在服务对象向工作人员报告自己完成任务时马上提供。如果工作人员因时间安排上的原因，无法时刻管理服务对象的行为，那么也可以每天设定一个固定的代币提供时间，如果服务对象在约定的时间前完成了适当行为的目标任务，工作人员就提供代币。在引入代币经济的初期阶段，工作人员最好在服务对象每次做出适当行为之后就马上提供代币。当服务对象能够顺利地完成目标任务之后，再逐渐增大间隔及代币的兑换比例。

要点

最理想的情况是工作人员在服务对象完成任务后马上提供代币，但是机构中的工作人员有可能无法做到全时段服务，那么也可以设置一个固定的代币提供时间，只要服务对象在这个时间之前完成任务就可以获得代币。

⑥从谁那里、在哪里可以获取代币及换取后备强化物？

工作人员应该随身携带代币，以便在服务对象完成任务之后能够马上提供。如果代币是贴纸，为了让服务对象能够马上贴好代币，那么工作人员可以使用便携式的可以挂在脖子上的轻便挂板。此外，如果全托机构的工作人员上下班时间不规律，我们可能无法只依靠一位工作人员来执行代币经济，那么，就应该**让与该服务对象接触的所有工作人员都掌握代币经济的干预程序**。因此，我们有必要向其他工作人员提供具体操作方法的书面说明，或者在办公室里张贴程序使用方法，以便让所有工作人员都能随时看到。我们还可以采用现场观摩的方法，通过工作人员与服务对象实际互动的示范，帮助其他工作人员对代币经济更好地理解。

要点

1）服务对象从谁那里获得代币应预先确定好，尤其在全托机构，工作人员会因轮班变化而不能确保由同一位工作人员来发放代币，这种情况下就需要所有工作人员做出统一的部署。

2）所有工作人员都要接受方案，否则代币经济的干预就会失去效果，因此我们可能需要进行多次的详细讲解，以帮助所有工作人员理解并减少代币干预中的困惑。

● 所有工作人员统一行动的重要性

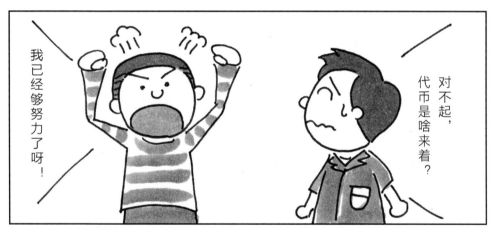

如果所有工作人员未能统一认识就开始干预的话，他们就有可能会发生忘记代币是什么或什么时候提供代币之类的问题，这会破坏服务对象对支持者的信赖。

（3）实施代币经济的准备

代币经济的实施，除了需要准备代币，还要准备其他相关物品，如代币板、写有目标适当行为的约定表，描述奖励兑换规则的奖励清单，等等。

代币板是用来粘贴代币（贴纸等）的底板。代币板是提高服务对象行为动因的重要因素，因此我们可以使用服务对象喜欢的卡通形象来设计代币板。但是，如果代币板上添加了太多的刺激元素，那么反而有可能会使得某些服务对象眼花缭乱，因此，代币板也不宜过于花哨。此外，代币板上应该准备一个兑换说明栏，标明积攒多少代币之后可以换取何种奖励，如果服务对象自己能写出这个说明栏的内容，那么将更有利于提高适当行为的动因。

目标适当行为的约定内容也可以写在代币板上，并用服务对象能理解的语言说明。这个约定内容是用来给服务对象提示规则的，而规则应该让服务对象在需要时就能看到，因此，我们可以将写有约定的代币板放在服务对象的任务场所中，引导他随时确认自己的任务。

后备强化物要记录在奖励清单上。在制作奖励清单时，工作人员可以让服务对象在干预初期阶段对后备奖励进行选择，从而更有力地提高适当行为的动因。工作人员应该与服务对象一起商量，了解服务对象希望得到怎样的奖励，尤其是那些在其他场所无法获得的特殊东西，综合考虑之后再制作奖励清单。此外，为了不让服务对象对这个奖励清单产生厌烦，我们需要定期更新，不时地引入新的后备奖励。

● 代币

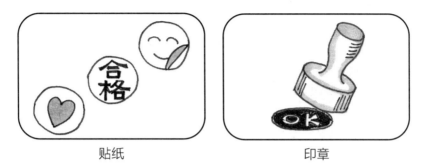

贴纸　　　　　　　　　印章

● 代币板的实例

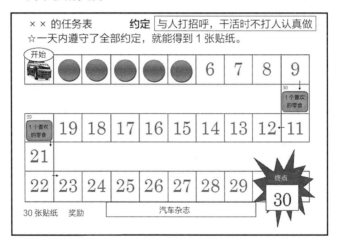

● 奖励清单的例子

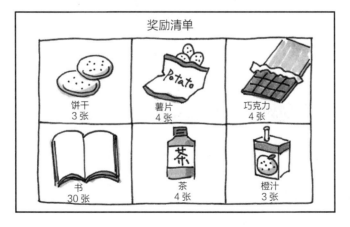

（4）代币经济的程序

首先，工作人员应该与服务对象一起确定应该教学的适当行为，并确定后备强化物。然后，工作人员向服务对象做出程序说明：完成目标任务就能获得代币，积攒了足够数量的代币就可以换取后备奖励。

在服务对象还不能独立完成目标任务时，工作人员应该根据需要提供辅助，此时仍然像执行干预方案时一样，需要时刻注意只提供最小限度的必要辅助。如果发现服务对象缺乏对适当行为的动因，那么工作人员可以适当地通过用手指代币板的方式进行提醒，"加油！争取得到 ××（可以获得的最终奖励）！"这样可以有效地鼓励服务对象。

服务对象完成目标任务后工作人员应该马上提供代币。如果制订的方案是要求服务对象在一整天内遵守各项约定，那么工作人员就需要与服务对象定好提供代币的具体时间。在这种情况下，工作人员一定要注意，切不可到了约定时间却不提供代币，甚至忘记了代币干预这件事。

尤其是在全托机构中，工作人员由于轮班，**可能无法由一个人专门为某位服务对象提供全天的支持，那么，交接班的工作人员之间就应做好安排，执行统一的代币经济程序。**

使用代币经济进行干预时，待适当的代币板制作完成，工作人员应该引导服务对象一起查看，并给予积极的反馈，"再获得 × 枚代币就可以换取 ×× 了呀！"当服务对象积攒了事先约定好的代币数目后，工作人员要向服务对象提供后备奖励，同时应该给予夸赞，"你真努力，做到了 ×× 行为，所以现在获得 ×× 啦！"此外，后备奖励的给予，应该尽量快速，不宜拖延，因此工作人员需要事先就做好准备，以便能够迅速将后备奖励交给服务对象。

● 代币经济干预的流程

① 向服务对象说明代币经济的程序（完成目标任务就能获得代币，积攒了足够数量的代币就可以换取后备奖励）。

↓

② 征得服务对象对代币经济干预的同意。

↓

③ 与服务对象一起商量，确定服务对象需要掌握的适当行为。

↓

④ 与服务对象商量，确定目标行为，以及代币的交换规则（时间、人物、场所）。

↓

⑤ 与服务对象商量，确定代币的具体形式，以及后备奖励的具体内容。

↓

⑥ 与服务对象约定相关的学习内容。

↓

⑦ 进行具体的干预（合理的辅助）。

↓

⑧ 目标行为完成了，就提供代币。

↓

⑨ 积攒到约定数量的代币之后，交换后备奖励（应事先准备好）。

↓

⑩ 向服务对象说明，明确继续代币经济的干预方案，并一起确认接下来的目标任务和后备奖励。

（5）反应代价

代币经济的干预，一方面可以增加服务对象的适当行为，另一方面，能够有效地减少服务对象的行为问题。因此，如果只使用代币经济奖励方案而未能改善行为问题，那么我们也可以在征得服务对象的同意之后，开展反应代价的干预。

工作人员可以同时执行反应代价与代币奖励的方法。如果服务对象出现了行为问题，那么他之前获得的代币就会被没收，以此减少他行为问题的出现。

不过，刚开始使用代币经济的时候，最好不要同时引入反应代价的干预。如后文所述，反应代价是一种基于惩罚策略的干预。

打个比方，反应代价与"驾车超速就要交罚金"是同样的机制。执行这个干预之前，工作人员需要向服务对象进行说明并征得同意。因为它有可能会给服务对象带来不快，也可能会涉及伦理问题，有一些服务对象可能会因为代币被没收而引发情绪问题。所以，**即使我们事先征得了服务对象的同意可以使用反应代价的方法，但如果考虑到他行事较为冲动的特点，就还是不用为好。**

反应代价的程序如下。

①与服务对象商量，确定"不能做的行为"。如果在这里我们使用行为约定表，就可以更容易地向服务对象做出说明。

②确定当服务对象做出那些"不能做的行为"时，会被没收多少代币。一般情况下，激烈行为和那些计划需要减少的不当行为（干预必要性较高的行为），会被没收得多一些。但是这里要注意，没收的代币数量不应超过他因适当行为获得的代币数量。假如被没收的代币数量超出了获得的代币数量，那么服务对象就有可能因此而失去完成适当行为的动因。

③服务对象出现行为问题后，工作人员应该马上没收代币。但行为问题发生时，服务对象可能往往会处于兴奋状态，所以工作人员可以先等服务对象安定下

来，再执行没收代币的惩罚。如果代币是贴纸，那就直接把贴纸摘去，如果是印章，可以在上面打叉表示消除。

● 反应代价是没收之前获得的代币的干预程序

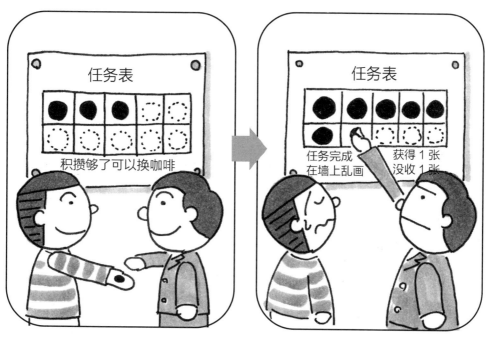

在这之前完成目标行为可以得到代币。
（代币经济）

出现行为问题，之前积攒的代币会被没收。
（反应代价）

第5章

制订实际干预计划

1 行为干预计划

（1）行为问题的干预计划

在应用行为分析的实践中，为改善服务对象的行为障碍，我们需要为服务对象建立档案并制订支持计划，这个计划就是**"行为干预计划"**。

要减少服务对象的行为问题，我们首先就必须制订行为干预计划。只有制订了干预计划，我们才可能为服务对象提供全面帮助。并且，这个计划应是所有接触服务对象的工作人员共享的，这样才能实现统一的干预，才能更好地提高干预效果。

行为干预计划中的内容包括，"服务对象的行为问题是什么""行为问题的功能是什么"的说明部分，以及"预防性的干预""适当行为及替代行为的干预""对后果的干预（行为问题尚未出现时及适当行为出现后的表扬及奖励）""危机处理（行为问题出现时周围人物和环境资源的应对程序）"的干预部分。行为干预计划应该分栏目地写入相关内容。

我们应该根据评估结果建立假设，然后按前文所述的干预策略，选择最可能有效的方法，将它写入行为干预计划中相应的栏目。

在"预防性的干预"栏目中我们需要写入的内容包括，如何布置出服务对象"不容易出现行为问题"和"更容易出现适当行为"的环境，以及"如何改善工作人员和服务对象的接触方式"等。在"适当行为及替代行为的干预"栏目中，我们除了应该写入具体的适当行为（或者替代行为），还应该写入"如何支持适当行为"的方法。在"对后果的干预"的栏目中，我们应该写明当服务对象完成适当行为及替代行为之后，"工作人员用怎样的语言进行表扬"及"提供怎样的奖励或者如何提供代币或休息"等。在"危机处理"栏目中我们需要写入"行为问题出现时，谁应该在哪里运用怎样的应对方法"，以及"服务对象从兴奋状态回复到安定状态之后的应对方案"。

● 从评估到干预评价的流程

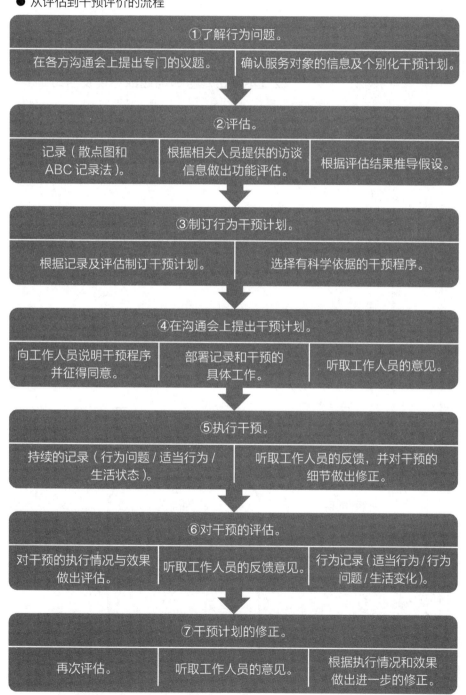

①了解行为问题。

| 在各方沟通会上提出专门的议题。 | 确认服务对象的信息及个别化干预计划。 |

②评估。

| 记录（散点图和 ABC 记录法）。 | 根据相关人员提供的访谈信息做出功能评估。 | 根据评估结果推导假设。 |

③制订行为干预计划。

| 根据记录及评估制订干预计划。 | 选择有科学依据的干预程序。 |

④在沟通会上提出干预计划。

| 向工作人员说明干预程序并征得同意。 | 部署记录和干预的具体工作。 | 听取工作人员的意见。 |

⑤执行干预。

| 持续的记录（行为问题 / 适当行为 / 生活状态）。 | 听取工作人员的反馈，并对干预的细节做出修正。 |

⑥对干预的评估。

| 对干预的执行情况与效果做出评估。 | 听取工作人员的反馈意见。 | 行为记录（适当行为 / 行为问题 / 生活变化）。 |

⑦干预计划的修正。

| 再次评估。 | 听取工作人员的意见。 | 根据执行情况和效果做出进一步的修正。 |

●行为干预计划表

记录日期：　　　　年　　月　　日　　　　服务对象：＿＿＿＿＿＿＿＿＿＿＿

性别：男/女　＿＿＿　年龄：＿＿＿＿＿＿　记录人：＿＿＿＿＿＿＿＿＿＿＿

设置不易出现行为问题的环境及活动

-
-

设置更容易出现适当行为的活动及环境

-
-

适当行为

-
-

替代行为（关注/需求/逃避（回避）/感觉刺激）（画○）

-
-

行为问题的ABC

前提/条件 （A）	行为问题 （B）	后果 （C）

行为问题 ※如果有多个行为，则写出前兆行为或迫切性高的行为	①（描述具体行为问题）	②（描述具体行为问题）
推测的行为问题的功能		
预防性干预 ※使行为问题不易出现的支持及环境，使适当行为较易出现的支持及环境		
适当行为/替代行为 ※写出具体的干预方法		
对后果的干预 ※在行为问题未出现时，或者在适当行为出现时的表扬及奖励		
危机处理 ※行为问题出现时周围人和环境的资源的应对程序		

（2）适合于服务对象的干预方法

要想改善服务对象的行为问题，最重要的一点是要考虑使用哪种有效的干预方法，那么我们就必须**根据评估结果、行为问题的功能或预先推测的功能来制订干预计划**。根据功能评估结果，我们可以明确服务对象的行为问题具有的功能，是 4 种功能（关注，需求，逃避/回避，感觉刺激）中的某一种还是多种的复合功能。如果行为问题具有 2 种以上的复合功能，那么我们就需要根据不同的功能和场景分别考虑干预对策，尤其是对于行为问题较易出现的场景，要重点思考准备使用哪种干预方法。

当行为问题具有关注的功能时

预防性的干预方法包括：工作人员平时应该定期地与服务对象说话（非依联关注），使他得到满足；引导服务对象参与能够获得满足的闲暇活动（比如他喜欢的活动和丰富的日间活动）；向服务对象出示活动时间表，帮助他了解活动安排的整体情况；等等。

对适当行为或替代行为的干预方法包括：工作人员在服务对象出现符合场景的适当行为时做出的干预（比如对进餐环境下和任务操作中的适当行为的奖励）；教服务对象学习吸引他人关注的替代行为（比如教服务对象说"喂"或喊名字等呼叫他人的语言，或者轻拍他人肩膀）；等等。

对适当行为后果出现时的干预方法，工作人员可以考虑当服务对象做出了适当行为或替代行为时，工作人员给予服务对象强化物（如口头表扬、零食、休闲活动、购物机会等奖励）。

关于危机处理的策略，只要服务对象的行为问题不是对他人的攻击行为和破坏行为，工作人员通常就可以使用消退程序。但如果是攻击行为或破坏行为，或者，如果服务对象本人处于相当激烈的兴奋状态，那么工作人员有必要采用将服务对象带到其他房间冷静，直到服务对象平静下来的处理方法。

●干预实例：当行为问题具有关注的功能时

预防性的干预

- 平时定期与服务对象说话（非依联关注），使他得到满足。

- 引入能让服务对象获得满足的闲暇活动（喜欢的活动及白天的活动）。

- 出示活动时间表，让服务对象了解活动安排的整体情况。

对适当行为或替代行为的干预

- 对符合场景的适当行为的干预（对进餐及操作等场景适当行为的干预）。

- 教服务对象为了获得他人关注的替代行为（教服务对象说"喂"或喊名字等呼叫他人的语言，或者轻拍他人的肩膀）等吸引对方关注的行为。

对适当行为后果的干预

- 在完成适当行为或替代行为时，提供强化物（口头表扬、零食、购物机会等奖励）。

危机处理

- 服务对象的行为问题只要不是对他人的攻击行为和破坏行为，就可以使用消退程序。

- 如果是攻击行为或破坏行为，或者服务对象本人处于激烈的兴奋状态，那么就应将服务对象带到其他房间，守护至他安定下来。

当行为问题具有需求的功能时

预防性的干预方法包括，事先确定好向服务对象提供他想要的物品的时间，在事先定好的时间向服务对象提供他想要的物品，出示时间表，让服务对象了解什么时候能获得自己想要的物品，事先向服务对象口头说明什么时候能提供他想要的物品，使用可以查看时间流逝的倒计时器等。

对适当行为或替代行为的干预方法包括，为了让服务对象能对自己想要的物品提出要求，工作人员教他使用手势等替代行为，以及教服务对象说"给我"，教服务对象使用 PECS® 等照片卡（或使用智能手机的软件）来提要求等。此外，如果使用代币经济能帮助服务对象完成适当行为，那么作为后备强化物，工作人员可以给予服务对象想要的物品或活动。

对适当行为后果的干预方法包括，如果服务对象能正确提出要求，工作人员就在口头表扬的同时满足服务对象的要求。此外，服务对象完成适当行为之后可以获得代币，代币攒够之后可以兑换后备强化物。

关于危机处理的策略，工作人员须避免让服务对象通过行为问题这种不适当的沟通方式来获得物品或活动，否则就有可能强化服务对象的行为问题。

以此为前提，工作人员应该提供给服务对象能够获得他想要的物品或活动的方法。可能的话，工作人员可以辅助服务对象进行提要求的恰当沟通（替代行为），然后再提供给他要求的物品或活动。如果服务对象处于兴奋状况，不听从工作人员的指令，那么工作人员就可以将服务对象带入冷静室，等服务对象情绪安定之后，再提供给他替代行为的辅助，或者提示规则"做了就能得到××"。

●干预实例：当行为问题具有需求的功能时

预防性的干预

- 事先确定好向服务对象提供他想要的物品的时间，准备好他想要的物品。

- 在预定时间向服务对象提供他想要的物品。

- 向服务对象出示时间表，让他了解自己何时可以获得想要物品。

- 事先向服务对象口头说明何时才会向他提供想要的物品。

- 使用服务对象可以看到时间流逝的倒计时器。

对适当行为或替代行为的干预

- 教服务对象提要求的手势。

- 教服务对象说"给我"。

- 教服务对象使用 PECS® 等工具（或者使用智能手机的类似软件）来提要求。

- 使用代币经济。

对适当行为后果的干预

- 如果服务对象能正确地提出要求，就在口头表扬的同时满足他的要求。

- 服务对象完成适当行为后，向他提供代币。

- 服务对象积攒了足够数量的代币后，向他提供后备强化物。

危机处理

- 提供辅助，帮助服务对象完成提要求的沟通（替代行为）。

- 如果服务对象处于兴奋状态，就将他带到冷静室，守护至他平静下来。

当行为问题具有逃避 / 回避的功能时

如果服务对象的行为问题具有逃避 / 回避的功能，那么我们除了要考虑环境因素，还必须考虑服务对象本人的感觉方面的问题。

在预防性的干预中，如果服务对象出现了具有逃避功能的行为问题，那么很有可能是环境中存在某些厌恶刺激，因此，工作人员首先要考虑的就是能否在事前就去除那些厌恶刺激。

例如，如果服务对象很厌恶工作人员发出的指令，那么工作人员就可以将指令变得简洁且温和一些，并准备一些服务对象喜欢的愉快活动。如果服务对象厌恶周围的噪声，那么工作人员可以考虑给服务对象提供安静的房间或隔音耳机，或者按时提供休息时间。如果服务对象不擅长当前的活动，那么工作人员可以定时给他提供休息机会。

在对替代行为的干预中，如果是在任务过程中，那么工作人员可以教服务对象正确表达自己想要休息的意愿，比如，将一张休息卡递交给工作人员。在对适当行为的干预中，当服务对象需要参与比较难的任务和活动时，工作人员可以运用塑造程序，把目标定为更容易完成的、渐进的适当行为，并通过任务分解，确定哪个步骤中的单个行为较难，有针对性地提供必要的辅助，从而串链整个任务的适当行为。工作人员还可以根据实际情况运用代币经济的方法及时鼓励服务对象。

在对适当行为后果的干预中，当服务对象完成了适当行为或替代行为之后，工作人员要及时提供口头表扬及可以作为奖励的物品或活动，或者及时提供代币，或者将休息作为一种奖励。

在处理危机时，工作人员要考虑如何不使行为问题得到强化。如果行为问题具有逃避的功能，那么工作人员将服务对象带到其他房间，就可能会强化行为问题。因此，如果不是可能危及周围环境的激烈行为，工作人员就可以向服务对象提出简单的条件，待服务对象完成后再允许他休息（不应该无条件地准许他离开去休息）。如果服务对象的行为非常激烈，那么工作人员就只能带他去其他房间，等待他平静下来，在这之后工作人员需要重新设计任务和活动内容。如果某项活动一定要求服务对象参与，那么工作人员就需要考虑通过环境布置及行为塑造的办法来进行引导了。

●干预实例：行为问题具有逃避／回避的功能时

预防性的干预

- 将指令变得更为简洁且温和。

- 准备好服务对象喜欢的愉快活动。

- 如果服务对象厌恶周围的噪声，则可以考虑为他提供安静的房间或隔音耳机，或者按时提供休息时间。

- 如果服务对象参与的是他不擅长的活动，那么可以定时给他提供休息的机会。

对适当行为或替代行为的干预

- 向工作人员表达自己想要休息的意愿。

- 将休息卡递交给工作人员。

- 较难的操作或活动，可以使用塑造程序。

- 使用任务分解和行为链技术。

- 运用代币经济的方法。

对适当行为后果的干预

- 提供口头表扬及能够作为奖励的物品或活动。

- 提供代币。

- 准许休息。

危机处理

- 如果不是会危及周围环境的激烈行为，那么工作人员可以提示规则要求，待服务对象完成任务后再准许他休息（不应该无条件地准许他离去休息）。

- 如果服务对象行为激烈，工作人员就可以带他去其他房间，守护至他平静下来。

- 重新设计任务和活动内容，可进一步考虑通过环境布置及行为塑造的办法来进行引导。

当行为问题具有感觉刺激的功能时

如果行为问题具有感觉刺激的功能，那么不同行为可能具有不同的含义。根据行为问题的表现，感觉刺激的功能也许可以分为获得快感（感觉舒服的刺激），**因感觉反应不足而引发的探求感觉**，因身体状况不佳而去除痛或痒等厌恶刺激，以及服务对象习惯性的**感觉反应过度和感觉回避**。

如果行为问题具有以上这些感觉刺激功能的话，那么我们除了要对行为开展功能评估，最好还应做**《感觉总体评估》**，并根据评估结果做出综合判断，再制订干预计划。

首先，如果行为问题的功能是获取快感或追求感觉刺激，那么预防性的干预最重要的原则就是充实服务对象的闲暇时间。如果服务对象在闲暇时间无事可做，自己又缺乏适当地度过闲暇时间的技能，那么往往就会出现此类获得快感的行为问题。这就要求工作人员去寻找一些服务对象喜欢的活动，可以出示视觉提示图片，为服务对象提供闲暇时间可做事项的选择，也可以出示活动时间表，让服务对象一目了然地知道自己应该去做什么。工作人员还可以引导服务对象做出更多的适当行为，让服务对象在机构中参与一些简单的工作。此外，对于此类追求感觉刺激的行为问题，工作人员还可以尝试引导服务对象使用一些能够获得触觉刺激的玩具（比如蹦床等）。

相反，如果行为问题的功能是去除厌恶刺激（诸如疼痛或难受等刺激），那么预防性的应对方法之一是，工作人员有必要给服务对象提供某些医疗方面的处理。此外，工作人员有必要主动让服务对象尽量避开或减少接触那些不快刺激，这也是应对方法中的一种。例如，如果服务对象听觉敏感，工作人员就提供隔音耳机或耳塞，如果服务对象触觉敏感而排斥穿着某些特定衣物，工作人员就准备其他衣物，等等。同时，工作人员还有必要教给服务对象向工作人员表达痛苦感受的沟通技能。

●感觉功能与感觉习惯

	身体状态	感觉习惯
获取感觉刺激	获得感觉刺激 （例：自慰行为，过度饮水，异食，胃反流时食物滑过咽喉的感觉）	探求感觉的习惯行为 （例：前后摇动身体，转圈，闻别人身上的气味，自伤行为）
去除感觉刺激	去除不快感觉 （例：牙疼时打脸，被蚊子咬了之后挠痒）	感觉反应过度 / 感觉回避 （例：捂耳朵，关门，要求物品摆放位置固定不变）

●干预实例：行为问题具有感觉刺激的功能时

预防性的干预

- 充实闲暇时间的活动内容。

- 找到服务对象喜欢的活动。

- 出示视觉提示图片，告知服务对象空闲时间可供选择的活动事项。

- 出示活动时间表，一目了然地告知服务对象应该做些什么。

- 医疗方面的处理（疼痛或难受等刺激引发的行为）。

- 使用隔音耳机（听觉敏感），准备其他衣物（触觉敏感），在口罩上沾些香味剂（嗅觉敏感），在不爱吃的食物浇上沙拉酱（味觉敏感）等。

对适当行为或替代行为的干预

- 引导服务对象在机构里参与一些简单的工作。

- 提供一些能够用来获得感觉刺激的玩具和物品。

- 教授向工作人员表达痛苦感受的沟通技能。

对适当行为后果的干预

- 强化服务对象的帮忙行为（口头表扬并表示感谢）。

危机处理

- 将服务对象带到冷静室，等待至他安静下来。

2 对干预的回顾

（1）定期评估（服务对象本人的评估和工作人员的评估）

工作人员为服务对象提供干预支持时，虽然根据评估制订了完整的干预计划，但这并不意味着实际干预就会完全适合该服务对象。我们不是预言家，很难一开始就提供完美的干预，因此，必须通过不断地修正干预计划，才能逐步趋向完美。

我们如何对干预效果进行评估呢？总体上，这需要我们从两个方面来看，一方面，要看干预是否减少了服务对象的行为问题并增加了他的适当行为，也就是说，要考察干预的有效性；另一方面，要看工作人员是否很好地为服务对象提供了干预支持，也就是说，要考察干预的执行性。关于有效性和执行性的评估，这需要由参与干预的所有工作人员来进行。干预的有效性是对干预的具体内容的评估，因此，对于干预计划中确定的具体程序，每位工作人员都会有各自的主观看法。干预的执行性是对干预计划中的各项干预程序是否得到了顺利执行的评估。无论多么有效的干预，如果只有一部分工作人员按照计划执行，那么就相当于整个干预计划只被执行了一部分，这肯定会降低干预的效果。

这些评估可以采用 4 级评分（非常有效，有效，不太有效，完全无效）或 5 级评分（非常有效，有些效果，不确定，不太有效，完全无效）的方法来评估。

根据各位工作人员的评估结果，那些有效性和执行性高的干预方法就继续开展，而那些有效性和执行性低的干预方法，就需要进行修正，争取改进成为有效的且工作人员可执行的干预方法。这样的评估和修正，至少每 3 个月就应该进行 1 次。

华 夏 特 教 系 列 丛 书

书号	书名	作者	定价
孤独症入门			
*0137	孤独症谱系障碍：家长及专业人员指南	[英]Lorna Wing	59.00
*9879	阿斯伯格综合征完全指南	[英]Tony Attwood	78.00
*9081	孤独症和相关沟通障碍儿童治疗与教育	[美]Gary B. Mesibov	49.00
*0157	影子老师实战指南	[日]吉野智富美	49.00
*0014	早期密集训练实战图解	[日]藤坂龙司等	49.00
*0119	孤独症育儿百科：1001个教学养育妙招（第2版）	[美]Ellen Notbohm	88.00
*0107	孤独症孩子希望你知道的十件事（第3版）		49.00
*9202	应用行为分析入门手册（第2版）	[美]Albert J. Kearney	39.00
教养宝典			
*5809	应用行为分析和儿童行为管理	郭延庆	30.00
*0149	孤独症儿童关键反应教学法（CPRT）	[美]Aubyn C.Stahmer 等	59.80
9991	做·看·听·说（第2版）	[美]Kathleen Ann Quill 等	98.00
8298	孤独症谱系障碍儿童关键反应训练（PRT）掌中宝	[美]Robert Koegel 等	39.00
*9942	神奇的5级量表：提高孩子的社交情绪能力（第2版）	[美]Kari Dunn Buron 等	48.00
*9944	焦虑，变小！变小！（第2版）		36.00
*9496	地板时光：如何帮助孤独症及相关障碍儿童沟通与思考	[美]Stanley I. Greenspan 等	68.00
*9348	特殊需要儿童的地板时光：如何促进儿童的智力和情绪		69.00
*9964	语言行为方法：如何教育孤独症及相关障碍儿童	[美]Mary Lynch 等	49.00
9203	行为导图：改善孤独症谱系或相关障碍人士行为的视觉	[美]Amy Buie 等	28.00
9852	孤独症儿童行为管理策略及行为治疗课程	[美]Ron Leaf 等	68.00
*8607	孤独症儿童早期干预丹佛模式（ESDM）	[美]Sally J.Rogers 等	78.00
*9489	孤独症儿童的行为教学	刘昊	49.00
*8958	孤独症儿童游戏与想象力（第2版）	[美]Pamela Wolfberg	59.00
9324	功能性行为评估及干预实用手册（第3版）	[美]Robert E. O'Neill 等	49.00
*0170	孤独症谱系障碍儿童视频示范实用指南	[美]Sarah Murray 等	49.00
*0177	孤独症谱系障碍儿童焦虑管理实用指南	[美]Christopher Lynch	49.00
8936	发育障碍儿童诊断与训练指导	[日]柚木馥、白崎研司	28.00
*0005	结构化教学的应用	于丹	69.00
9678	解决问题行为的视觉策略	[美]Linda A. Hodgdon	68.00
9681	促进沟通技能的视觉策略		59.00

书号	书名	作者	定价
融合教育			
*9228	融合学校问题行为解决手册	[美]Beth Aune	30.00
*9318	融合教室问题行为解决手册		36.00
*9319	日常生活问题行为解决手册		39.00
*9210	资源教室建设方案与课程指导	王红霞	59.00
*9211	教学相长：特殊教育需要学生与教师的故事		39.00
*9212	巡回指导的理论与实践		49.00
9201	"你会爱上这个孩子的！"（第2版）	[美]Paula Kluth	98.00
*0078	遇见特殊需要学生：每位教师都应该知道的事	孙颖	49.00
9497	孤独症谱系障碍学生课程融合（第2版）	[美]Gary Mesibov	59.00
9329	融合教育教材教法	吴淑美	59.00
9330	融合教育的理论与实践		69.00
8338	靠近另类学生：关系驱动型课堂实践	[美]Michael Marlow 等	36.00
*7809	特殊儿童随班就读师资培训用书	华国栋	49.00
8957	给他鲸鱼就好：巧用孤独症学生的兴趣和特长	[美]Paula Kluth	30.00
生活技能			
*0130	孤独症和相关障碍儿童如厕训练指南（第2版）	[美]Maria Wheeler	49.00
*9463	发展性障碍儿童性教育教案集/配套练习册	[美] Glenn S. Quint 等	71.00
*9464	身体功能性障碍儿童性教育教案集/配套练习册		103.00
*9215	孤独症谱系障碍儿童睡眠问题实用指南	[美]Terry Katz	39.00
*8987	特殊儿童安全技能发展指南	[美]Freda Briggs	42.00
*8743	智能障碍儿童性教育指南	[美]Terri Couwenhoven	68.00
*0206	迎接我的青春期：发育障碍男孩成长手册		29.00
*0205	迎接我的青春期：发育障碍女孩成长手册		29.00
转衔|职场			
*0296	长大成人：孤独症谱系人士转衔指南	[加]Katharina Manassis	59.00
*0301	我也可以工作！青少年自信沟通手册	[美]Kirt Manecke	39.00
*0299	职场潜规则：孤独症及其他障碍人士职场社交指南	[美]Brenda Smith Myles	39.00

社交技能

编号	书名	作者	价格
*9500	社交故事新编（十五周年增订纪念版）	[美]Carol Gray	59.00
*9941	社交行为和自我管理：给青少年和成人的5级量表	[美]Kari Dunn Buron 等	36.00
*9943	不要！不要！不要超过5！：青少年社交行为指南		28.00
*9537	用火车学对话：提高对话技能的视觉策略		36.00
*9538	用颜色学沟通：找到共同话题的视觉策略	[美] Joel Shaul	42.00
*9539	用电脑学社交：提高社交技能的视觉策略		39.00
*0176	图说社交技能（儿童版）		88.00
*0175	图说社交技能（青少年版）	[美]Jed E.Baker	88.00
*0204	社交技能培训实用手册：70节沟通和情绪管理训练课		68.00
*9800	社交潜规则（第2版）	[美]Temple Grandin	68.00
*0150	看图学社交：帮助有社交问题的儿童掌握社交技能	徐磊 等	88.00

与星同行

编号	书名	作者	价格
*0109	红皮小怪：教会孩子管理愤怒情绪		36.00
*0108	恐慌巨龙：教会孩子管理焦虑情绪	[英]K.I.Al-Ghani 等	42.00
*0110	失望魔龙：教会孩子管理失望情绪		48.00
*9481	喵星人都有阿斯伯格综合征		38.00
*9478	汪星人都有多动症	[澳]Kathy Hoopmann	38.00
*9479	喳星人都有焦虑症		38.00
*0302	孤独的高跟鞋：PUA、厌食症、孤独症和我	[美]Jennifer O'Toole	49.90
*9090	我心看世界（最新修订版）		49.00
*7741	用图像思考：与孤独症共生	[美]Temple Grandin	39.00
8573	孤独症大脑：对孤独症谱系的思考		39.00
*8514	男孩肖恩：走出孤独症	[美]Judy Barron 等	45.00
8297	虚构的孤独者：孤独症其人其事	[美]Douglas Biklen	49.00
9227	让我听见你的声音：一个家庭战胜孤独症的故事	[美]Catherine Maurice	39.00
8762	养育星儿四十年	[美]蔡张美铃、蔡逸周	36.00
*8512	蜗牛不放弃：中国孤独症群落生活故事	张雁	28.00
*9762	穿越孤独拥抱你		49.00

经典教材|工具书|报告

编号	书名	作者	价格
*8202	特殊教育辞典（第3版）	朴永馨	59.00
*9715	中国特殊教育发展报告（2014-2016）	杨希洁、冯雅静、彭霞光	59.00
0127	教育研究中的单一被试设计	[美]Craig Kenndy	88.00
*8736	扩大和替代沟通（第4版）	[美]David R. Beukelman 等	168.0
9707	行为原理（第7版）	[美]Richard W. Malott 等	168.0
9426	行为分析师执业伦理与规范（第3版）	[美]Jon S. Bailey 等	85.00
*8745	特殊儿童心理评估（第2版）	韦小满、蔡雅娟	58.00
8222	教育和社区环境中的单一被试设计	[美]Robert E.O'Neill 等	39.00

新书预告

出版时间	书名	作者	估价
2022.06	应用行为分析与儿童行为管理（第2版）	郭延庆	49.00
2022.07	成人养护机构实战指南	[日]村本净司	59.00
2022.07	执行功能提高手册	[美]James T. Chok	48.00
2022.08	功能分析应用指南	[美]Adel Najdowski	48.00
2022.08	孤独症谱系障碍儿童独立自主行为养成手册	[美]Lynn E. McClannahan 等	49.00
2022.09	融合教育学校教学与管理	彭霞光	59.00
2022.09	孤独症儿童同伴干预指南	[美]Pamela J. Wolfberg	88.00
2022.10	课程本位测量入门指南（第2版）	[美]Michelle K. Hosp 等	69.00
2022.10	逆风起航：新手家长养育指南	[美]Mary Lynch Barbera	59.00
2022.10	阿斯伯格综合征青少年和成人的社交技能	[美]Nancy J. Patrick	49.00
2022.10	影子老师指导手册	[新]亚历克斯·利奥 W.M.等	39.00
2022.11	家庭干预实战指南	[日]上村裕章	59.00
2022.11	走进职场：阿斯伯格人士求职和就业完全指南	[美]Gail Hawkins	49.00
2022.12	应用行为分析与社交训练课程	[美]Mitchell Taubman 等	88.0
2022.12	准备上学啦	[美]Ron Leaf 等	88.00
2022.12	多重障碍学生教育	盛永进	69.00

微信公众平台：HX_SEED（华夏特教）

微店客服：13121907126（同微信）

天猫官网：hxcbs.tmall.com

意见、投稿：hx_seed@hxph.com.cn

标*号书籍均有电子书　　联系地址：北京市东直门外香河园北里4号（100028）

● 干预的执行性与有效性

干预的执行性	干预的有效性
● 工作人员是否能确保干预时间。 ● 干预方法对工作人员来说是否很难操作。	● 干预是否改善了行为问题。 ● 干预是否增加了适当行为。

● 干预评估举例

干预的执行性 / 有效性调查

填写日期：　2000 年 9 月 10 日　　　服务对象姓名：XXX　　　工作人员姓名：XX

关于以下干预内容的执行性与有效性，请在符合的数字上划√。

● 干预执行了吗?（执行性）：

　5（全都执行了） 4（基本执行了） 3（不确定） 2（没怎么执行） 1（完全没执行）

● 干预有效果吗?（有效性）：

　5（非常有效） 4（有些效果） 3（不确定） 2（不太有效） 1（完全无效）

	干预内容	干预执行了吗?	干预有效果吗?	备注
1	每隔一段时间就与 XXX 说一次话	5・4・3√・2・1	5・4・3√・2・1	
2	让 XXX 在闲暇时间去帮忙（叠毛巾）	5・4・3√・2・1	5・4・3√・2・1	
3	日常活动（进餐、换衣服、排泄等）中，XXX 每次完成后就给予表扬	5・4・3√・2・1	5・4・3√・2・1	
4	XXX 出现行为问题时，不与他说不必要的话	5・4・3√・2・1	5・4・3√・2・1	
5	XXX 出现行为问题时，让他与其他服务对象保持距离	5・4・3√・2・1	5・4・3√・2・1	
6	如果 XXX 肯去散步，就允许他在自动售货机上买果汁	5・4・3√・2・1	5・4・3√・2・1	

（2）修正行为干预计划

如前文所述，行为干预计划很难从一开始就制订得完美无缺，因此，我们必须在实际执行过程中，经常评估计划的有效性及执行性，并加以修正。

例如，如果评估结果是"干预的有效性和执行性都很低"，那么，继续按照原计划开展支持的话，就可以预计服务对象的行为问题很难得到有效改善，适当行为也很难有所增加。而对于工作人员来说，如果执行干预计划太难，或者因工作任务多而无法执行干预计划，那么同样也需要考虑在可能的范围内减少或改变干预的具体内容。

如果评估结果是"干预的有效性高而工作人员的执行性低"，那就说明只有一部分工作人员能够按计划实施干预，而当前我们还难以让所有工作人员都同样执行计划。这种情况下，我们可以考虑让那些能够按照计划执行干预的工作人员向其他工作人员传授干预经验。除了召开工作人员讨论会，或者用书面形式对干预程序做出说明，我们还应该考虑用更生动、形象的方法传授干预技术，比如通过角色扮演等模拟的方式。

如果评估结果是"干预的有效性低而工作人员的执行性高"，那就表明工作人员虽然能够执行干预计划，但是实际干预效果并不好。因此，我们有必要考虑对干预计划进行修正，采用更有可能生效的干预程序。此外，我们可能还需要考虑，在评估阶段对行为功能的判断或对其他因素的分析是否存在问题，如果存在问题，那就有必要考虑是否应该重新开展行为功能的评估。

除了区分以上几种情况，我们还必须清楚，为安置机构中的服务对象提供支持，其最终目的是帮助服务对象自立和步入社会。因此，在修正干预计划的时候，我们必须朝这个方向努力。也就是说，我们不能仅仅认为，当服务对象掌握了适当行为或减少了行为问题，干预就结束了，而是应该时刻想到，我们的干预目标是帮助服务对象掌握更多自立的能力。基于这种理念，我们在修正干预计划时，要考虑服务对象将来要做的事情和设定的目标。我们可以根据实际情况，参考一些临床心理学评估量表（尤其是前面提到过的《文兰适应行为量表》）的评估结果，更好地为服务对象设置适当行为的学习目标。

● 根据前期干预的评估结果修正干预计划

干预计划的有效性和执行性都很低。

- 对改善服务对象的行为问题和增加其适当行为缺乏效果。
- 工作人员执行干预太难，或因工作任务太多而无法执行。
- 在可能的范围内改变或减少干预的具体内容。

干预的有效性高而工作人员的执行性低。

- 只有一部分工作人员能够执行干预计划，难以让所有工作人员都同样执行。
- 这种情况下，能够执行干预的工作人员可以向其他工作人员传授干预经验。
- 召开工作人员讨论会，用书面形式讲解干预程序，通过角色扮演等形式来传授干预经验。

干预的有效性低而工作人员的执行性高。

- 修正干预计划。
- 在行为评估阶段就存在行为功能或其他因素的错误判断（应重新进行评估）。

● 行为干预计划的PDCA循环周期

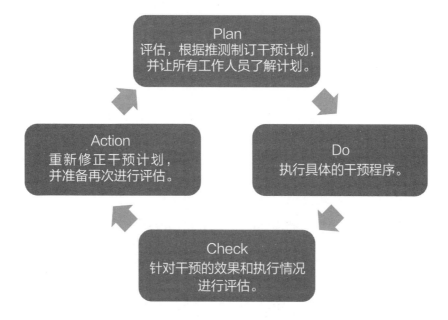

第6章

机构干预实例

（实例1） 对拧人和捏大便行为的干预

服务对象 ●

　　大明（化名），男，20 岁，孤独症伴重度智力障碍，居住在全托安置机构。他没有语言沟通能力，沟通手段只限于"吊车行为"（拉着工作人员的手去做事）和"交叠双手手腕"等几种手势。他可以理解日常生活中的一些简单指令。

功能分析 ●

　　为了收集大明的相关信息，工作人员与其他相关人员一起为他做了功能评估，随后在讨论会上交换了干预意见，并开始对大明的行为问题进行了观察和记录。结果发现，拧人行为出现在早餐和午餐前空腹的时间段，不分场所，发生频率为每天 1~3 次。咬人行为和拧人行为一样，也是在早餐和午餐前的时间段里，不分场所，在各个活动地点都可能发生。咬人，基本上是在拧人行为加剧之后出现的升级行为。另外，捏大便行为一般发生在早晨起床时、早餐前，在卧室或卫生间，发生频率为 2 天 1 次。而当捏大便的行为进一步升级，大明会出现在自己身体和地板上涂抹大便的行为。每次大明捏大便之后，工作人员会带他去淋浴，帮他冲洗身体。

推测 ●

　　拧人和咬人等攻击行为的行为功能推测如下。该行为出现在大明接收到工作人员的强制性指令或斥责时，因而可能具有逃避 / 回避指令的功能，该行为也会出现在大明去食堂前的等待中，当他的需求没有得到满足时，因而可能具有满足需求的功能。捏大便行为，推测可能具有感觉刺激的功能，以及"获得淋浴"的满足需求的功能。此外，淋浴后工作人员会露出笑容，因此，该行为可能还具有获取关注的功能。

● 大明不适当的沟通手段

拧人	● 用手指拧他人的肚子或手腕等，力度很大，会拧红。
咬人	● 咬他人的肩膀或手臂等，力度很大，会留下牙印。
捏大便	● 排便后，用手抓住大便捏。

● 大明已有的适当的沟通手段

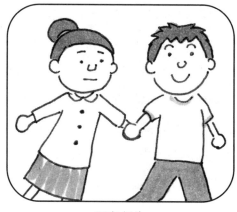

吊车行为
（拉着工作人员的手做事）。

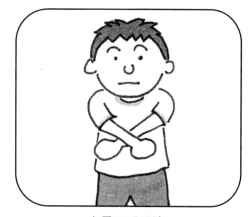

交叠双手手腕。

行为干预计划 ────────────────────────────────●

1）基线期（×年4月~×年5月）：大明每次出现行为问题时，工作人员就进行 ABC 记录。

2）干预期 I（×年6月~×年8月）：工作人员制订干预计划，为了保证干预方式的统一，在集体会议上做专门的讲解，并将计划书分发给其他工作人员，同时张贴在办公室内。

对攻击行为的干预：工作人员在向大明发出指令时，如"我们来做○○吧"，要求统一更改为柔和的语调。当大明要来拧工作人员时，工作人员可以采用抓住大明的手腕与他握手的办法，以避免被拧到；如果仍然发生了拧人行为，那么工作人员就须避免使用强制指令或斥责，还须避免给予过度的反馈。而每当大明完成了适当行为，或者在没有出现行为问题的时候，工作人员都要给予口头表扬，例如，"你能好好坐着等，真厉害啊！"

对捏大便行为的干预：捏大便可能具有打发无聊时间的功能，因此工作人员要确保每天至少1次提供给大明他最喜欢的"用录音机听音乐"活动。大明在自己的闲暇时间内，工作人员每次经过他身边时，都应该露出笑容与他说说话。当大明用吊车行为来表达自己想出去的意愿时，工作人员应该尽可能地满足大明的要求。如果工作人员实在不能马上满足大明的要求，可以告诉大明无法满足的原因，例如，"现在是换衣服的时间，不能出去。"此外，除了原有的每周3次的洗澡安排，工作人员还要再给大明增加每周4次的淋浴冲洗机会。再有，当大明捏大便的行为出现之后，我们应该在可能的范围内，要求他与工作人员一起打扫污物。

干预期 I 的评估与计划修正：干预开始3个月之后，我们对干预效果和计划的执行进行评估与修正，向全体工作人员（14人）发放了调查表，要求每人都对干预的执行性与有效性进行评分，并对大明在干预中遇到的新问题，以及计划执行中遇到的难点进行讨论。

● 大明的干预程序

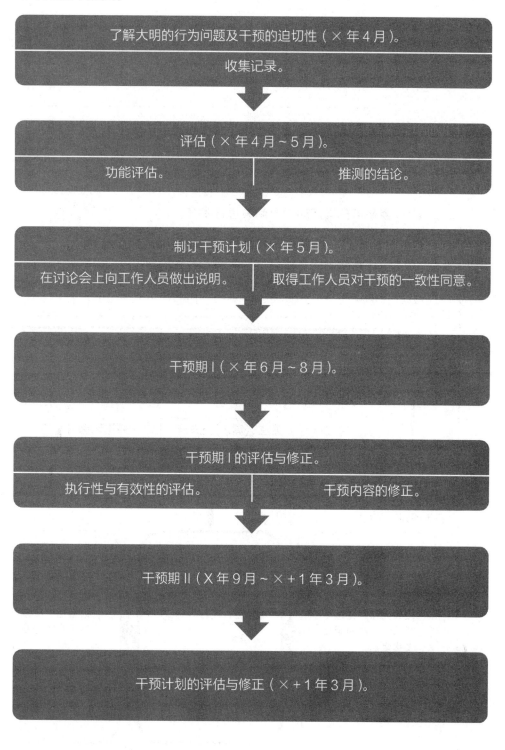

了解大明的行为问题及干预的迫切性（×年4月）。

收集记录。

评估（×年4月~5月）。

功能评估。 | 推测的结论。

制订干预计划（×年5月）。

在讨论会上向工作人员做出说明。 | 取得工作人员对干预的一致性同意。

干预期Ⅰ（×年6月~8月）。

干预期Ⅰ的评估与修正。

执行性与有效性的评估。 | 干预内容的修正。

干预期Ⅱ（×年9月~×+1年3月）。

干预计划的评估与修正（×+1年3月）。

● 大明的行为干预计划

| 制订日期： | X 年5月○日 | 服务对象： 大明 |
| 性别：男 | 年龄：20岁 | 记录人：工作人员A |

设置不易出现行为问题的活动及环境

● 工作人员使用柔和的语调发指令。

● 向大明说明可以去食堂的时间。

● 使用日常活动的时间表进行干预。

设置更容易出现适当行为的活动及环境

● 使用录音机来听音乐（大明喜欢的活动）。

● 展示录音机和任务，提供给大明选择机会。

适当行为

● 使用图片进行沟通（PECS®）。

　替代行为（关注、需求、逃避/回避、感觉刺激）

● 吊车行为：拉着工作人员的手去做事。

行为问题的ABC

前提/条件 （A）	行为问题 （B）	后果 （C）
①接收到强硬的指令或斥责，或被阻止去食堂。 ②排便。	①拧人、咬人。 ②捏大便。	①逃避指令，或者满足他去食堂的需求。 ②获得手上的触感刺激，获得淋浴冲洗的机会。

行为问题	① 拧工作人员的肚子或手臂。咬工作人员的手臂。	② 抓捏自己的大便。
功能	·逃避/回避，需求。	·感觉刺激，需求。 ※关注。
预防性干预	·不使用强硬指令，而要用柔和的语调说"去做○○吧"。 ·告诉大明进餐的时间（当不能去食堂时，告知理由）。 ·使用日常活动时间表，让大明了解活动安排的整体情况（需要技能指导）。	·早上在起床时间到来之前，就打开大明房间的门。 ·确保每天有1次听音乐的时间。 ·除了规定的洗澡日之外，再安排更多的淋浴机会。 ※每小时督促大明去排便。 ※更频繁地与大明说话。 ·发现大明在捏大便时，就马上对他进行清洗身体及清扫污物等处理。
适当行为/替代行为	·教大明使用PECS®沟通系统。	·向大明出示录音机和任务（什么任务都行），让他从中选择。 ·当大明拉着工作人员的手要出去时，工作人员给予回应"你想出去啊"，如方便出去，就带大明去散步；如不便去，就用口语或手势告诉大明原因。
对后果的干预	·当大明听从指令时，一定要给予表扬，"真棒！" ※给予口头表扬的同时，可以采用摸摸头或给出 OK 手势等能起到强化作用的做法。	·早起时如果大明没有捏大便，就让他用录音机听音乐。 ·每隔一段时间笑着与大明说说话。 ※如果大明能去厕所，就表扬他。 ※给予口头表扬的同时，可以采用摸摸头或给出OK手势等能起到强化作用的做法。
危机处理	·当工作人员被拧到时，要避免过度反馈。 ·工作人员就要被拧到时，可以抓住大明的手腕并与他握手。 ·在大明拧其他服务对象时，工作人员可以发出指令要求大明立刻离开他人，并从大明身后加以处理。	·工作人员在给大明洗手及洗身体时不要斥责，也不要强制。 ※工作人员不做出过度反馈，淡然地清洗污物。

※为干预期Ⅱ时修正或追加的干预内容

3）干预期Ⅱ（×年9月~×＋1年3月）：根据评估的结果，工作人员对干预计划做了修正。

对攻击行为的干预：工作人员去叫大明起床时，大明有时会当场击打自己的脸颊，甚至从房间里一下子扑出来，拧或咬工作人员。因此，工作人员需要在起床时就设定一些干预措施。该行为的功能推测为满足"还要继续睡觉"的需求功能。因此，当大明睡眠不足的时候，工作人员可以不再要求大明马上起床，也不再引导大明马上去厕所。在对大明进行口头表扬的同时，工作人员还可以使用摸头或给出 OK 手势等方法。此外，作为沟通技能的引导，工作人员对大明开展了实物与图片的配对及 PECS® 的训练，每周1次，每次20分钟左右。

对捏大便行为的干预：淋浴时，工作人员先向大明出示淋浴喷头的实物，或者对大明说"淋浴"，再引导大明采用吊车行为来提要求，之后才开始帮助大明淋浴。清扫污物时，考虑到大明会在地板上涂抹而导致污物的面积扩大，因此，工作人员决定还是由自己来做清扫工作。此外，为了增加大明去厕所排便的可能，工作人员每隔1小时就督促大明去1次厕所，如果大明能去的话，工作人员就给予口头表扬"太棒了"。

干预过程 ●

干预期Ⅰ：工作人员不再使用强硬指令或给予斥责，而采用柔和的语调说话之后，大明的攻击行为减少了。但是，大明按活动时间表执行任务及使用 PECS® 进行配对训练却进展得不顺利，因而工作人员中途放弃了这种方式。同时，虽然工作人员按计划执行了对适当行为的口头表扬，但大明发生适当行为的频率没有变化。攻击行为的频率，在8月份减少到只出现了1次。听音乐的干预开始之后，大明很快就能运用吊车行为来提要求。然而，淋浴的干预措施对于大明的捏大便行为并没有什么效果。

干预期Ⅱ：当工作人员无法满足大明的要求而向大明说明原因之后，大明能够离开工作人员，并忍住自己的需求。此外，与干预之前相比，大明运用吊车行为来拉工作人员的举动增加了很多。同时，他的攻击行为减少了，平稳度过休闲时间的时长增加了。另外，他的攻击行为的强度也得到了改善，即使出现了攻击行为，他也不会狠狠地拧工作人员的手臂了。

● 大明行为问题的变化（福田和村本，2013）

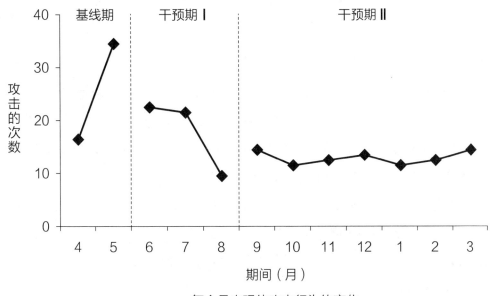

每个月出现的攻击行为的变化

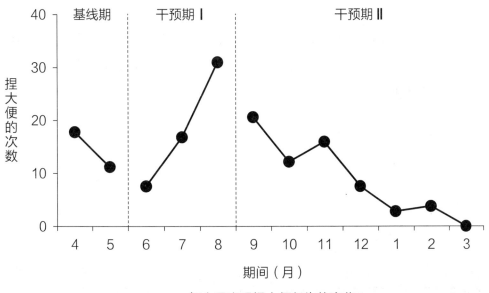

每个月出现捏大便行为的变化

当大明去厕所时，他会得到工作人员的口头表扬，这增加了大明在厕所排便的成功次数。此外，即使大明在地板上排便了，工作人员也只是淡然地清扫污物，并且只要看到大明捏了大便，工作人员就迅速地做出应对，不让事态发展到大明有机会在地板上涂抹。执行了这些干预之后，大明起床后自己去厕所排便的次数增加了，在马桶上成功排便的次数也增加了。

总结

大明的行为问题减少的主要原因有，①工作人员不再发出强硬的指令，这减少了带给大明的厌恶刺激，因此那些具有逃避功能的行为问题就减少了；②引入了听音乐等大明喜欢的活动；③强化了大明使用吊车行为来提要求的替代行为，这间接地减少了行为问题的出现；④大明出现行为问题之后，工作人员不再做出过度反馈，只是淡然地做相应处理，这减少了带给大明的进一步升级的厌恶刺激；⑤大明获得口头表扬的机会增加了，因而适当行为也增加了。此外，根据修正后的干预计划要求，工作人员每小时督促大明去排便1次，以及工作人员淡然地清扫污物，这些干预也起到了作用。

工作人员要考虑如何进一步地提高大明的生活质量，并把这作为今后的干预目标。这需要工作人员在维持目前状态的同时，进一步提高当前干预措施的积极效果，减少大明出现的行为问题，增加更多的适当行为。工作人员还要增加大明的日常活动，增加大明的选择机会。因此，接下来的一个重要任务是寻找大明更多的喜好物品和活动。

※ 本实例总结自《特殊教育学研究》(富田和村本，2013) 刊载的文献。本书的引用得到了日本特殊教育学会许可。

● 有效的干预措施

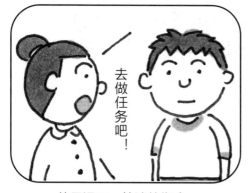

使用温和、简洁的指令。

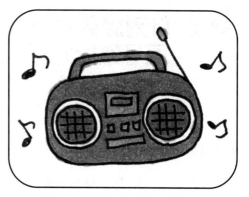

引入大明喜欢的听音乐活动。

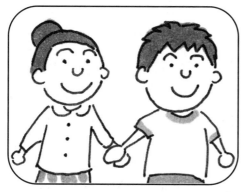

强化大明使用吊车行为来提要求
的替代行为。

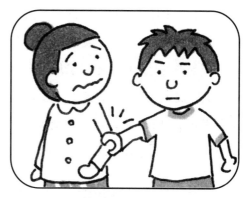

对行为问题不给予
过度反馈。

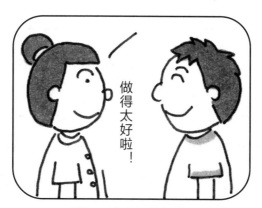

增加口头表扬的机会。

实例2 针对服务对象急于开始下一个活动
而导致行为问题出现的预防性干预

服务对象 ──────────────────────────────●

　　大健（化名），男，34 岁，孤独症伴重度智力障碍，居住在全托安置机构中。
大建只会"这儿，这儿""明白了"等很少的几个单词式口语。在沟通方面，他
可以听从负责日常活动的工作人员的指令。此外，大健的行为表现包括，当散步
时间到了，工作人员拉大健的手准备外出时，或者在工作人员走进大健的房间发
指令要求他换衣服时，大健常常会坐在地上大喊大叫地拒绝，但是他在与工作人
员一起走进自己房间时不会表现出拒绝。因为这个安置机构的房间是从外面上锁
的，从里面无法打开，而据其他工作人员说，以前曾经发生过大健被某工作人员
锁在房间里的事，所以我们猜测大健独自进入房间时，可能会因担心被工作人员
反锁在房间里无法出去，因而拒绝自己一个人走进房间。

　　大健的行为问题包括，攻击行为，有时会打其他服务对象耳光；自伤行
为，有时会用头反复撞击墙壁、房门和柱子等，有时也会用手使劲拍击桌椅等
物品。

功能评估 ──────────────────────────────●

　　对大健的行为问题，我们通过对工作人员的访谈了解到，当大健周围存在其
他服务对象或工作人员的时候，他会出现用力拍打他人肩膀、后背和头部的攻击
行为，而周围没有人的时候，他会出现用头部猛烈撞击墙壁或房门的自伤行为。
而大健出现行为问题的场合是在任务开始前的等待时间里，或者在宿舍楼的大门
附近，或者在等待入浴的时间段里，或者是在浴室的大门附近。洗浴结束之后，
大健的这类行为问题几乎不再发生。

●大健的行为问题

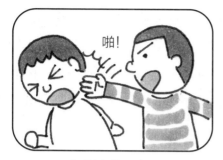

打别人的耳光。

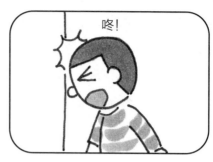

用头撞墙。

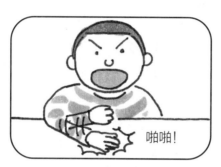

多次拍打桌椅等。

●对衣服及袜子的执着

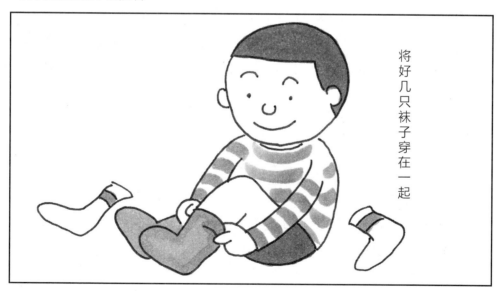

将好几只袜子穿在一起

大健对衣服及袜子表现出多种行为问题。

另外，当工作人员出现在大健可以看见的位置时，大健的这些行为问题也会出现。工作人员有时为了处理其他服务对象的问题而移动到大健看不见的位置，这时大健会特意移动到能看得到工作人员的位置上，在那里开始攻击其他服务对象。工作人员为了阻止大健的这种行为问题，会与大健说话，并让其他服务对象躲避，但是大健的行为会变得更加激烈。此外，这些行为大多出现在闲暇时间段。

推测

大健在闲暇时间内因"急于开始下一项活动"而出现的行为问题，会被"工作人员准许他转移到下一项活动的场所"所维持。大健在闲暇时间内出现的攻击行为问题会被"获得工作人员的关注"所维持。

行为干预计划

我们根据以上推测制订出了干预计划。其中包括，在大健的闲暇时间段，或者在他没有获得工作人员关注的时候，开展让大健选择自己的衣物的活动来实施干预。工作人员观察到，当大健在洗浴之后选袜子时，他会从装多种袜子的盒内挑选出自己喜欢的，还会将多件上衣都穿在身上，并频繁地查看自己房间的衣柜，有时还会从其他服务对象的房间里偷拿衣物穿在自己身上。因此，如果先开展让大健选择自己喜欢的衣物的活动，并从中获得满足，那么那些行为问题就有可能不易出现了。于是，我们在干预计划中就安排了在大健的闲暇时间内提供衣物供其选择的活动。

干预流程

1) 基线期（×年7月1日~×年7月21日）：全体工作人员用了3周时间对大健的行为问题进行了记录，这期间没有针对行为问题进行特别的干预，只是让工作人员自行判断并处理。此外，这期间工作人员未专门向大健提供衣服和袜子，且不提供任何辅助，只是在每天的晨会时间（9:00）为大健提供1双袜子。

●对大健干预的程序

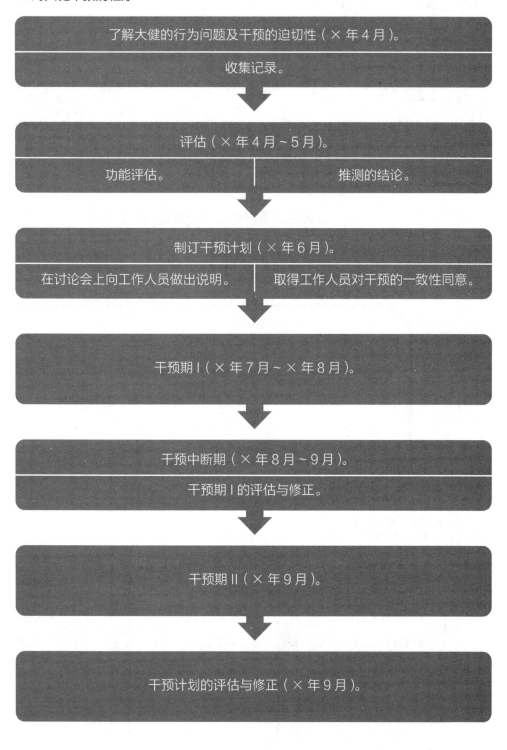

了解大健的行为问题及干预的迫切性（×年4月）。

收集记录。

评估（×年4月~5月）。

| 功能评估。 | 推测的结论。 |

制订干预计划（×年6月）。

| 在讨论会上向工作人员做出说明。 | 取得工作人员对干预的一致性同意。 |

干预期I（×年7月~×年8月）。

干预中断期（×年8月~9月）。

干预期I的评估与修正。

干预期II（×年9月）。

干预计划的评估与修正（×年9月）。

●大健的行为干预计划

制订日期： X年6月○日   服务对象：大健

性别：男   年龄：34岁   记录人：工作人员B

设置不易出现行为问题的活动及环境

●衣柜不再上锁。

设置更容易出现适当行为的活动及环境

●先准备好衣服和袜子。

适当行为

●开展闲暇活动，使大健能够平稳地等待下一项活动开始。

替代行为（(关注)、(需求)、逃避/回避、感觉刺激）

●用口语说"袜子"来向工作人员提出要求。

行为问题的ABC

前提/条件 （A）	行为问题 （B）	后果 （C）
①周围有人。	①打别人的耳光。	①获得他人的关注。
②周围没人，下一项活动开始前的等待时间。	②用头撞墙，拍打桌椅。	②得到许可，进入下一项活动的场所。

行为问题	①打别人的耳光。 ②用头撞墙，拍打桌椅。
功能	·关注。 ·进行下一项活动的需求。
预防性干预	（干预期Ⅰ） ·为了让大健能更好地进行自由选择，给他准备好12双颜色和图案都不同的袜子，放在盒子里。
	（干预期Ⅱ） ·准备好40双颜色和图案不同的袜子，放在盒子里。 ·当附近有其他服务对象存在，并有可能会被大健攻击时，或者当大健处于兴奋状态而出现了拍门或敲墙等前兆行为时，向他提供放有袜子的盒子。 ·大健的房间和衣柜不再上锁。
适当行为替代行为	（干预期Ⅰ） ·工作人员提供辅助，"你要穿袜子吗？"
	（干预期Ⅱ） ·工作人员引导大健进入自己的房间换衣服。
W	（干预期Ⅰ） ·当大健主动说"袜子"，或者主动拉住工作人员的手表达要求时，工作人员要给予口头表扬。
	（干预期Ⅱ） ·当大健主动提要求时，工作人员要强化大健的这种行为，要立刻提供放有袜子的盒子。
危机处理	（干预期Ⅰ~Ⅱ） ·工作人员拉开被攻击的其他服务对象与大健之间的距离，并告诉大健下一项日常活动是什么。 ·工作人员提供语言辅助，"你穿袜子吗？"然后，工作人员提供放有袜子的盒子。

2）干预期 I（×年 7 月 22 日~×年 8 月 11 日）：为了让大健能够更好地进行自由选择，工作人员事先准备好 12 双颜色和图案都不同的袜子，放在盒子里，在大健需要时提供给他。具体的做法是在闲暇时间，当大健靠近工作人员时提供。时间段包括：①早餐之后，准备去任务活动场所之前的等待时间里（约 8:00~9:00），②从任务活动场所回到机构后，在等待午餐开始的时间段里（约 10:30~11:00），③午餐之后，准备去任务活动场所之前的等待时间里（约 12:00~13:00），④从任务活动场所回到机构之后，在洗浴开始前的等待时间里（约 14:00~14:30）。

只要大健出现了行为问题，工作人员就立刻让被攻击的服务对象与大健拉开距离，并告诉大健下一项活动是什么，然后工作人员提供语言辅助"你穿袜子吗？"之后工作人员拿出放有袜子的盒子，大健如果说出"袜子"，或者以拉住工作人员的手的方式提出要求，工作人员就给予口头表扬，并立刻提供给大健放有袜子的盒子。

3）干预中断期（×年 8 月 17 日~×年 9 月 1 日）：干预计划执行了一段时间之后，为了验证干预的效果，我们将之前开展的干预暂时中断了一段时间。也就是说，工作人员收去放有袜子的盒子，并且对大健的要求不再做出任何反馈，不再对大健提供关于挑选袜子的辅助，只是在晨会时提供给他一双袜子。

4）干预期 II（×年 9 月 2 日~×年 9 月 22 日）：工作人员事先准备好 40 双颜色和图案都不同的袜子，放进盒子里。当大健主动要求袜子时，工作人员立刻提供放有袜子的盒子。此外，当附近有其他服务对象存在被大健攻击的可能时，或当大健处于兴奋状态，出现了拍门或敲墙等行为时，工作人员也提供放有袜子的盒子，并且尽量引导大健走进自己的房间去换衣服，同时，在他的衣柜中另加入 25 套上衣与长裤。由于大健会拒绝自己独自走进房间，所以工作人员应该引导大健一起走入并到达衣柜处，一直陪同至大健选择好衣服并换上为止。之后，当大健不再拒绝独自一人走进房间时，工作人员可以站在门口等待，等待大健选择好衣服并换上。大健的房间和衣柜之前都是为了安全才上锁的，干预开始后，为了方便大健可以随时出入房间和换衣服，就不再上锁了。

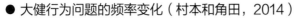

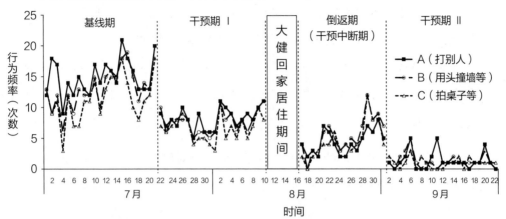

干预流程 ●

　　开始干预之前，大健的行为问题发生频率很高，进入干预期 I 之后，行为问题就得到了改善。随后，在干预中断期里，行为问题又逐渐增加了。而进入干预期 II 之后，行为问题再次得到了改善。

　　干预期 I 的开始阶段，工作人员和大健说话时，大健一律不作回应，工作人员拿出放有袜子的盒子，大健也都用手挡开。而且大健提要求的频率很高，在挑选袜子时，他每次都只挑固定颜色和图案的，但干预一段时间之后，大健就开始挑选不同颜色的袜子了，行为问题也得到了改善。此外，当看见特定工作人员时，大健会立刻上前，拉住该工作人员的手要求他打开衣柜门。即使在暂时中断干预的期间里，大健也没有出现过激烈的行为问题。

　　干预期 II 的开始阶段，大健在选择衣物时不肯独自走进房间，工作人员一边说着"没关系啊""咱们一起去"，等等，一边陪同大健一起走到衣柜前，渐渐地，大健就能够独自进入房间选择衣服并换上了。更好的情况是，在干预前，工作人员对大健说"来吃药啊"时，大健毫无反应，但进入干预期 II 之后，当工作人员说"来吃药啊"时，大健能够做出回应，清晰地说出"吃药啊"。

总结

在本实例中，大健出现行为问题的原因是，在等待进行下一项活动的空闲时间里，他不知该做什么。这时我们提供一些他喜欢的刺激物，也就是袜子和衣服，让他做选择衣物的活动，这成功降低了行为动因。此外，大健在自己的要求得到满足的同时，还能频繁获得工作人员给予的口头表扬等强化物，这也使行为问题的发生频率降低了。

干预前，大健的行为问题导致了他与其他服务对象和工作人员之间的关系紧张，大健的要求也得不到回应。而干预之后，大健不但改善了行为问题，而且由于他主动向工作人员提要求的行为增加了，因而更容易获得来自工作人员的关注，于是，大健的那些行为问题也进一步减少了。

作为今后的干预任务，一方面，我们考虑将在白天的活动中引导大健正确提要求，表达"我想进行下一项活动"的意愿，例如，教他出示活动时间表等。另一方面，我们还需要考虑如何进一步提高工作人员之间的干预合作。此外，为了进一步提高大健的生活质量，除了可以增加他的选择活动，还可以增加他与其他人的互动行为，引入更多他喜欢的活动，并引导他有更多的参与机会进入融合场所，这些都是我们有必要开展的干预目标。

● 大健与工作人员关系的变化

干预前

● 大健对工作人员的警惕性很高，不让人靠近。

干预后

● 大健会主动靠近工作人员并提要求。

● 大健生活上的变化

对袜子的选择面变广了。

● 干预开始之后不久，大健自己就会选择各种颜色的袜子了。

对工作人员提要求的行为增加了。

● 要打开衣柜门时，大健会拉着工作人员的手提要求。

不再拒绝独自一人走进房间。

● 渐渐地，大健能够独自一人走进房间了。

和工作人员的沟通增加了。

● 工作人员说" 来吃药啊 "时，大健也能够回应" 吃药啊 "。

实例3 对涂抹尿液等行为问题的干预

服务对象

　　浩子（化名），女，30 岁，重度智力障碍，居住在全托安置机构里。她患有皮肤病，洗浴之后需要遵照医嘱全身涂抹药膏。她的沟通技能只局限于说出"爸爸来"之类的 2 个词构成的短句。浩子在日常生活中的进餐、排便、穿脱衣服，以及洗浴等活动基本都能够自理。但是她对于物品的摆放位置有很强的刻板要求，如果在这方面遇到干扰，她就无法顺利进行下一项活动，尤其是换衣服时，这个问题会耗费她很长时间。原本安排在白天的那些任务活动，浩子一概不参加。除了进餐、睡觉和洗澡等每天固定的活动，在其他时间段，她基本上什么也不做。

　　浩子存在很多的行为问题，比如把自己的尿液涂抹在自己的身上、衣服上和床单上，用水打湿自己的头发，尖叫，偷吃食物，胃反流，刻板地要求物品的摆放位置，自伤，把咖啡等饮料倒在自己的衣服上，随地小便，等等。

功能评估

　　通过对浩子母亲及机构工作人员的访谈，我们收集了浩子的基本信息，做了初步的功能评估。浩子的行为问题非常多，因此，我们首先需要缩小干预目标。将尿液涂抹在自己的身上和衣物上，用水打湿物品或自己的头发，尖叫，这 3 项问题是工作人员及浩子母亲认为的最具干预迫切性的行为问题。其中，"将尿液涂抹在自己的身上和衣物上"的具体表现是，浩子会直接在自己穿着的衣服上小便，弄湿衣服，并在小便后用手将尿液涂抹在自己的皮肤上。这个行为多发生在早上刚起床时，以及在早餐后或午餐后她独自待在自己的房间或厕所里时。该行为出现的时段，都是工作人员没看见浩子或者浩子独处的时候。工作人员如果看见浩子在用尿液弄湿自己，就会立刻给予口头提醒并加以阻止；如果发现浩子身上有尿的气味时，也会做出口头提醒，被工作人员提醒后，浩子会咧着嘴笑。

● 浩子的行为问题中需要干预的3个主要的目标行为

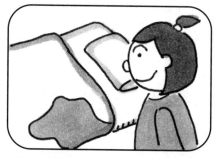

将自己的尿液涂抹在自己的身上、
衣服上和床单上。

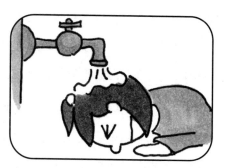

用水打湿自己的头发。

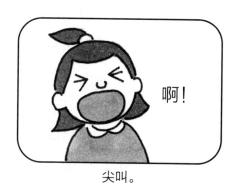

尖叫。

● 浩子行为问题的功能分析

将自己的尿液涂抹自己的身上、衣服上和床单上	获得感觉刺激
	获得关注
用水打湿自己的头发	获得感觉刺激
	获得关注
尖叫	逃避指令
	获得关注

"用水打湿自己的头发"的具体表现是，浩子用水龙头的水直接浇自己的头发和衣物，或者浇其他服务对象的衣物。这个行为常出现在早餐后的空闲时间及休闲活动的时间段，主要发生在洗脸池旁。工作人员只要看见这个行为，就会对浩子做出口头提醒，而浩子就咧开嘴笑。

"尖叫"的具体表现是，浩子的尖叫声会响彻整个机构，除了睡觉时间，其他任何时间段都有可能会发生。这个行为问题常出现在工作人员发出接下来的活动指令时，或者在浩子反复对工作人员说"妈妈来"而工作人员毫无回应时。浩子出现尖叫行为时，工作人员的处理通常是斥责浩子，并要求浩子安静。浩子被这样提醒之后，最多在一小时内不再尖叫，但随后当她再次接收到指令时，或者当她与工作人员搭话再次未得到回应时，尖叫行为还会再次出现。

推测

"将尿液涂抹在自己的身上和衣物上"的行为往往是在工作人员没有看见浩子，或者在浩子独处时发生的，因此这个行为很可能是被尿液涂抹在皮肤上时的感觉刺激所强化。另外，工作人员斥责浩子之后浩子会笑，这表明这个行为也有可能被来自工作人员的关注所强化。同样，"用水打湿自己的头发"的行为也有可能存在感觉强化物和关注强化物。而"尖叫"的行为往往出现在浩子听到工作人员的指令时，以及浩子与工作人员搭话却没有得到回应时，因此这个行为很可能具有逃避指令和获取关注的功能。

行为干预计划

笔者与机构的工作人员一起合作，制订了第 I 期的干预计划，并开展了实际干预。在干预期间，笔者为机构工作人员做每周 1 次，每次 1 小时的督导。

1）干预期 I（×年 7 月中旬～×+1 年 1 月末）："将尿液涂抹在自己的身上和衣物上"的行为得到的是感觉强化，因此，工作人员的干预对策是事先就使浩子获得相应的满足。工作人员与浩子的主治医师进行了沟通并得到了许可，将浩子涂抹皮肤药的安排由每日 1 次改为了每日 3 次，并定时执行。同时，工作人员让浩子自己上药，如果浩子涂抹得很好，工作人员就给予口头表扬。此外，在空闲的时间段里，工作人员为浩子安排了她喜欢的画图活动。而当浩子出现了涂抹自己的尿液的情况时，工作人员不再提供关注，也不做出任何斥责。

"用水打湿自己的头发"的行为存在关注强化物，因此，工作人员的干预对策是每次遇见浩子时，或者每过一段时间，就主动与她搭话，或者提供一些口头表扬。此外，工作人员引导浩子帮忙做一些力所能及的事，比如拖地或晾衣服的活动，浩子完成之后工作人员就马上给予口头表扬。同时，当工作人员看到浩子在洗脸池处打湿自己的头发或物品时，不再做出任何斥责，只是淡然地发出指令，要求浩子将洗脸池擦干净。

"尖叫"的行为功能经推测可能是逃避指令，因此，工作人员的干预对策是在给浩子发指令时，不再带有强硬语气，且努力做到言辞简洁。此外，为了避免浩子来搭话时工作人员无反应而引发的消退爆发，工作人员应该在可能的范围内给予回应。而在浩子安静无尖叫的时候，工作人员要对她给予口头表扬，"浩子好乖，好安静啊！"

2）干预期 II（×＋1 年 2 月上旬~×＋1 年 7 月）：根据工作人员对第 I 期干预计划的执行性与有效性的评估，我们进行了干预计划的修正。引导浩子画图的计划，由于她根本不执行，所以中止了，改为引导她开展另一项她喜欢的活动——用 CD 听音乐。此外，关于浩子自己上药的干预措施，由于她会把药全部挤出来，因此在执行上有很多困难，也只好中止了，原则上依然由工作人员来给浩子上药。另外，我们增加了对工作人员的要求，每当浩子能够参与帮忙做事时，工作人员就要做好记录。

3）干预效果的维持（×＋2 年 6 月~×＋2 年 7 月）：干预期 II 结束后，笔者暂时停止了对机构工作人员干预计划的建议和督导。又过了一年之后，第三年的 6 月份，笔者再次向机构工作人员提出申请，查看了浩子行为问题的记录。

● 浩子的行为干预计划

制订日期：　　　X年7月○日　　　　　　　服务对象：浩子　　　　　

性别：女　　　　　年龄：30岁　　　　　　记录人：工作人员C　　　

设置不易出现行为问题的活动及环境

● 平时经常主动地与浩子搭话。

● 定时为浩子涂抹皮肤药。

● 使用温和而简洁的指令。

设置更容易出现适当行为的活动及环境

● 安排浩子喜欢的画图活动。

适当行为

● 帮忙做事情。

替代行为 (关注)、需求、(逃避/回避)、(感觉刺激)

● 自己涂皮肤药。

行为问题的ABC

前提/条件 （A）	行为问题 （B）	后果 （C）
①早上起床后。	①用尿液弄湿自己衣物。	①② 得到湿润的感觉及工作人员的斥责。
②浩子独处时。	②用水打湿头发。	③ 逃避工作人员的指令。
③听到工作人员的指令。	③尖叫。	

行为问题	将自己的尿液涂抹在自己的身上及衣物上。	用水打湿自己的头发及物品。	大叫。
功能	·感觉刺激，关注。	·感觉刺激，关注。	·逃避，关注。
预防性干预	·定时涂抹皮肤药。 ·安排浩子喜欢的画图活动（※干预期Ⅱ中改为听音乐）。	·工作人员在遇见浩子时，或者每过一定时间就给予口头表扬。	·不再发出强硬的指令，改用柔和、简洁的语言。
适当行为/替代行为	·让浩子自己涂皮肤药（※干预期Ⅱ中去掉）。	·引导浩子帮忙做事，如拖地或晾衣服等（注意不要强制，只在其能力范围内做引导）。	
对后果的干预	·浩子自己涂药涂得很好的话，就给予口头表扬。	·浩子能够帮忙的话，就给予口头表扬。	·浩子搭话时，工作人员尽可能地给予回应。 ·浩子安静时，给予口头表扬。
危机处理	·不给予关注，不做出斥责	·不做出斥责，引导浩子擦干净洗脸池	·不给予关注，不做出斥责

干预过程

干预期 I 开始之后 2 个月，也就是从基线记录算起的第 16 周开始，浩子的行为问题逐渐减少，从第 19 周起进一步稳定地减少。

进入干预期 II 之后，开始的一段时间里浩子的行为问题暂时增加了，但从第 2 周开始再次逐渐减少。1 年后（维持期）的数据记录显示，"用水打湿物品及头发"和"尖叫"的行为已经完全不出现了，但"将尿液涂抹在身上和衣物上"的行为仍会发生，而帮忙做事的行为却完全没再出现了。

之后，笔者在第三年 6 月份听取了工作人员的意见，了解到了很多正面反馈。例如，"跟以前相比浩子安静了很多""浩子大闹的次数少了""浩子更能听从工作人员的指令了""我们能经常看见浩子的笑容了""浩子换衣服的速度变快了"，等等。从第三年 4 月份开始，机构里开展了一些任务活动，工作人员引导浩子去完成，"浩子可以完成插木棒和套笔帽等活动了"。但是，关于帮忙做事的行为，从第三年 4 月份开始，浩子在帮忙晾衣服的时候，出现了胃反流行为，她将食物吐在洗干净的衣服里，因此工作人员中断了这个帮忙行为的引导。

总结

"将尿液涂抹在身上和衣物上"的行为经推测具有获取关注的功能，因此工作人员采用的干预方法是，浩子自己涂药之后工作人员给予口头表扬。这种干预为浩子提供了充分的关注，有效地间接减少了行为问题。

"用水打湿物品和头发"的行为可能存在感觉强化物，因此工作人员采用的干预方法是，工作人员引导浩子参与帮忙拖地或晾衣服的活动，并在任务完成之后提供口头表扬。而当该行为问题出现时，工作人员既不提供过度反馈，也不发出强硬的指令，只淡然地要求浩子擦干净洗脸池。以上做法综合在一起能够提高干预的效果。

● 浩子各行为问题的频率与帮忙行为频率的变化（村本，2014）

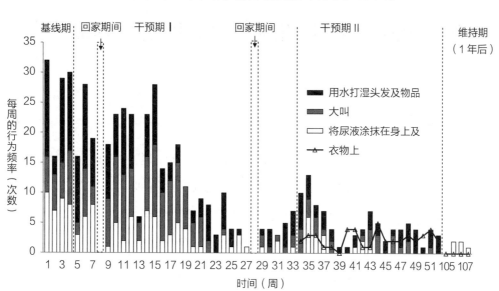

浩子"尖叫"的行为经推测可能具有逃避工作人员指令的功能，因此在干预阶段，工作人员不再使用强硬指令，而采用温和、简洁的发指令方式。这样，浩子不会再反复听到自己厌恶的指令了，逃避行为自然就越来越少了。

此外，本例中第Ⅰ期干预结束后，我们要求机构的工作人员对干预计划的有效性和执行性进行了评估，并从中了解到了各位工作人员对干预的看法，这对接下来的干预计划修正工作非常有用。

随后的干预任务将针对维持期内浩子的帮忙行为消失的问题。这个适当行为的消失，原因可能是由于笔者督导的中断，以及部分工作人员的调换，从而导致了有效的干预未能持续。因此，如果工作人员发现，提高服务对象生活质量的目标未能按预先设想的计划达成，那么，我们就有必要继续邀请专业人员对干预开展督导。

※ 本实例的内容源自《障碍科学研究》（村本，2014）刊载的文献。本书的引用得到了障碍科学学会的许可。

实例4 使用约定卡对服务对象攻击行为的干预

服务对象

大隆（化名），男，20岁，孤独症伴重度智力障碍，居住在全托安置机构里。大隆具有一定程度的日常口语对话能力，而且能够读写平假名和片假名。大隆的白天活动里，每天上午和下午都会在机构内的班级里参与活动，活动包括插木棒及拼图等，活动室内贴有时间表，并用隔板布置了结构化空间。

大隆存在多种行为问题，比如"用力咬工作人员和其他服务对象的手臂，会留下牙印""用手反复用力击打自己的头""向他人吐口水""朝其他服务对象和工作人员扔东西""敲击物品敲出坑来""大声喧哗，声音大到在室外也能听到"，等等。

功能评估

× 年 12 月，我们对大隆开展了行为功能分析。工作人员对于大隆出现行为问题的前提不是很清楚。处理方法通常是在大隆出现行为问题之后，工作人员将大隆摁住，并进行安慰，直至大隆平静下来为止。但是，这些基本上都是事发之后的应对，实际上并没有其他可以改善行为问题的干预。大隆的行为问题最容易出现的场合是在他要获得喜欢的物品或参与喜欢的活动时，或者是他在起居室和食堂这种有其他服务对象和工作人员在的比较嘈杂的环境里时。

此外，我们通过行为观察发现，大隆的攻击行为主要出现在他与其他服务对象或工作人员有接触时。比如，当大隆洗澡后要吹干头发，但其他服务对象正在吹，工作人员要求大隆排队等待时，大隆就咬了工作人员的手臂和头。

推测

当大隆要做的事被拒绝，或者他得不到自己要的东西时，他出现的这些行为问题的后果往往就是他因此能够获得他想要的物品或参加他喜欢的活动，这样的后果维持着他的行为问题。此外，周围人声嘈杂的环境条件是大隆行为问题的一个直接前提。

● 大隆的不当沟通行为

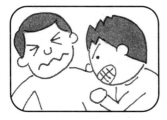

用力咬工作人员和其他服务对象的手臂，咬出牙印。

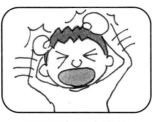

用手反复用力击打自己的头。

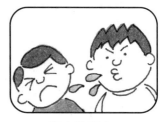

向人吐口水。

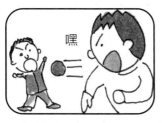

朝其他服务对象和工作人员扔东西。

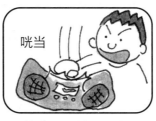

敲击物品敲出坑来。

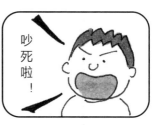

大声喧哗，声音大到室外也能听到。

● 大隆的适当行为

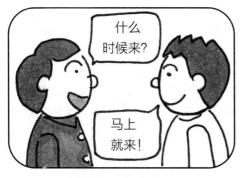

能够用口语交流。

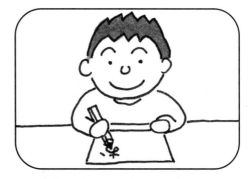

能够读写平假名和片假名。

● 大隆的行为干预计划

制订日期：　　　X年12月○日　　　　　　服务对象：大隆

性别：男　　　　年龄：20岁　　　　　　　记录人：工作人员D

设置不易出现行为问题的环境及活动

- 当周围环境比较嘈杂时，工作人员告诉大隆可以回到自己的房间去。
- 设定规则，如果大隆没有攻击行为，就可以获得自己喜欢的东西。

设置更容易出现适当行为的活动及环境

- 设定规则，如果大隆与工作人员说话，就可以获得自己喜欢的东西。

适当行为

- 回自己房间休息。

　　　　　　替代行为（关注、需求、逃避/回避、感觉刺激）

- 与工作人员说话。

行为问题的ABC

前提/条件 （A）	行为问题 （B）	后果 （C）
①周围有很多其他 服务对象和工作人员，环境嘈杂。 ②没能得到自己喜欢的东西。	①大声喧哗，破坏物品，打人，咬人，吐口水。 ②大声喧哗，破坏物品，打人，咬人，吐口水。	①逃避嘈杂环境。 ②获得自己喜欢的东西。

行为问题	大声喧哗，破坏物品，打人、咬人、吐口水等攻击行为。
功　能	逃避，需求。
预防性干预	（干预期I） · 工作人员向大隆说明约定卡的内容。 · 让大隆随身携带约定卡，这是替代行为教学的需要。 · 当周围环境嘈杂时，工作人员口头提示大隆可以回自己的房间。 · 发现大隆的表情有变化，或开始出现焦躁行为时，工作人员辅助他查看约定卡上的内容。
	（干预期II） · 继续使用约定卡
适当行为\替代行为	（干预期I~II） · 大隆与工作人员开展愉快的对话（写在约定卡上）。 · 每晚睡前，工作人员与大隆一起核查当天是否出现了行为问题。
对后果的干预	（干预期I~II） · 当大隆主动与工作人员说话时，工作人员应马上给予回应。 · 如果大隆完成了约定卡的内容（目标行为），就可以获得贴纸奖励。
危机处理	（干预期I~II） · 当大隆出现了焦躁行为时，工作人员提示他可以回到自己房间去。 · 工作人员引导大隆身边的其他服务对象避开，男性工作人员上前进行适当处理。

行为干预计划

在对行为问题前提的干预方面，例如，大隆会对他人说话的声音及其他比较大的声音听觉反应过度，这些声音可能会诱发他的行为问题。所以，当大隆开始出现自言自语增加，动作变得激烈等前兆行为的时候，工作人员就对大隆说"大隆去房间休息吧"等，并督促大隆离开现场。此外，我们将大隆的替代行为设定为"和工作人员进行愉快的对话"，因此，当工作人员看见大隆过来与自己说话时，工作人员应马上露出笑容予以回应。

大隆的行为问题还有满足需求的功能，因此我们采用了行为契约的干预方法。具体做法是，工作人员先向大隆口头说明约定卡上的内容，即"如果做了○○，就能得到○○"的规则与约定（目标行为）。之后，当大隆的表情开始发生变化时，工作人员就辅助大隆注意约定卡上写好的约定内容（目标行为）。每晚睡觉前，工作人员和大隆一起检查当天是否出现了行为问题，如果任务都完成了，大隆就能从工作人员那里获得贴纸。

1）基线期（×年12月～×＋1年1月）：对于大隆日常生活中出现的行为问题，工作人员进行了观察记录，但没有开展特别的干预。

2）干预期Ⅰ（×＋1年2月）：当大隆出现前兆行为时工作人员使用约定卡进行干预，但这个干预断断续续地执行了一段时间（中间有几天没有执行）。此外，如果一开始工作人员就要求大隆完成3项约定任务（目标行为），这可能会带来混乱，因此，工作人员将约定的目标改为"不大声喧哗""不打人""乖乖吃药"之中的1项。约定任务的选择是根据大隆上一周的表现，从3项行为问题中选出1项，可以选择出现次数比较多的，或者选择最迫切需要减少的目标行为，作为目标任务写在约定卡上。

3）干预期Ⅱ（×＋1年3月～×＋1年7月）：工作人员继续使用约定卡的干预，约定的任务从1项增加到2项。约定卡上的内容，除了关于行为问题的约定之外，还有关于适当行为的约定。同时，工作人员要对大隆的适当行为做好记录，记录大隆在空闲时间里是否与工作人员出现过对话。

●约定卡

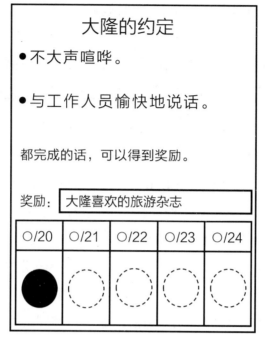

约定的目标完成时，在相应的日期栏里贴上贴纸（村本和园山，2008）

●奖励清单

大隆的奖励清单								
巧克力	●	●	●	●				4
方便面	●	●	●	●	●			5
速食炒面	●	●	●	●	●			5
可乐	●	●	●	●	●			5
旅游杂志	●	●	●	●		●	●	7
旅游画报	●	●	●	●	●	●	●	7

• 大隆如果有想要的东西，可以告诉工作人员哦！
• 加油！努力积攒足够的贴纸！

奖励清单中的 ●为鼓励性的文字提示（村本和园山，2008）

干预过程 ●

在基线期，大隆发出怒吼，并动手打其他服务对象和工作人员的这些行为问题非常激烈，单靠一位工作人员上前很难阻止。进入干预期 I 之后，在执行干预的日子里，大隆的行为问题完全没有出现，而在不执行干预的日子里，大隆的行为问题就会出现。进入干预期 II 之后，大隆的行为问题大幅减少。

刚开始干预时，大隆对约定卡的使用表现得非常积极。在干预期 I 中，中断使用约定卡时，大隆会主动对工作人员说"我想要××（奖励物品的名称）""我想做约定卡"。而在干预期 II 中，在某次晚餐后，有另一位服务对象大喊大叫地冲向大隆，但是大隆对此并没有大叫还击，而是回自己房间去了。在安排的任务活动中，大隆比其他服务对象完成得更快，并随后自己回到房间休息，这些都是他在干预中表现出来的适当行为。另外，绝大部分的工作人员非常积极地执行对大隆的这个干预计划，会经常与大隆开展愉快的对话。干预开始之前，很多工作人员不了解行为问题的处理方法，通常只是采用斥责的应对办法，而干预开始之后，工作人员给予服务对象口语表扬的次数渐渐地增加了。

在大隆刚进入机构的时候，由于上述那些行为问题的存在，他的家人拒绝他回家。干预开始之后，工作人员与大隆的家人进行了沟通，建议在大隆回家居住的 3 天里，家里也能为他使用约定卡来做干预。大隆的家人听取了建议，执行了这套办法，并反馈说大隆在家居住期间没有出现大的行为问题。

结果与总结 ●

本实例，在干预开始前，工作人员对于大隆的激烈行为问题的处理都是斥责或摁住其身体的办法，这些都是令他厌恶的做法，这也是导致大隆的行为问题恶化的主要原因之一。

● 大隆行为问题的发生频率与使用约定卡而获得奖励的机会（村本和园山，2008）

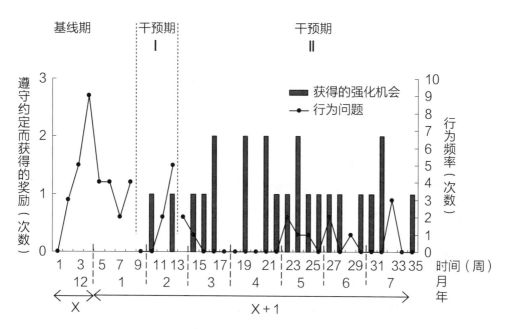

大隆的行为问题所具有的功能，据我们的分析推测是为了逃避厌恶刺激及获得想要的物品和想参加的活动。据此，我们制订了干预计划，在干预中引入了约定卡的方法，重视与大隆的对话，增加了对他的口头表扬。终于，我们的干预让大隆的脸上露出了笑容。这些干预增加了大隆的适当行为，减少了他的行为问题。约定卡，其实也是大隆向自己讲述规则的一个东西，它可以成为引发大隆适当行为的前提刺激。而使用约定卡的干预方法对工作人员来说也更容易掌握，这也是大家能够统一执行干预计划的主要原因。从成人安置机构的角度来看，他们不可能专门在一位服务对象身上花费大量的资源，而这个约定卡的干预方法，简单、有效而且容易上手，对于很多缺少 ABA 专业知识的工作人员来说，这个方法非常实用。

※ 本实例内容总结自《福祉心理学研究》（村本和园山，2008）刊载的文献，本书对此的
　引用已经得到日本福祉心理学会的许可。

后 记

我从开始接触行为障碍人士，至今已经 16 年了。读研究生的时候，我的研究方向就定为孤独症人士的刻板行为研究。当我需要寻找临床实习机会时，导师园山繁树介绍我去了茨城县的桧之乡。园山导师从传授行为分析的基本思考方式开始，一直到我的硕士论文、博士论文的写作，全程给予了我严格而温和的指导。我能学会运用 ABA 的基本方法来思考问题，全在于园山先生的言传身教。

后来，桧之乡就成了我开展研究活动的中心。我每天从自己住的筑波市去位于水户市的桧之乡。桧之乡除了服务于本县的家庭之外，也热情接收了其他地区因服务困难而从机构退出的服务对象，包括重度行为障碍的服务对象。该机构的前身是县立隔离所（大规模全托服务机构），如今这样的隔离所在日本已经不多了。我在这里遇到了各种各样的重度行为障碍人士，可以说正是他们才让我成长起来的。逐渐地，在我开始撰写博士论文的那个阶段，我的研究主题变成了重度行为障碍人士的干预研究。

桧之乡有许多服务对象会出现自伤、攻击、破坏物品、强烈刻板、异食、睡眠紊乱的行为，只采用通常的支持手段无法帮助他们改善这些行为。当时的情况是，机构长期处于服务困难的状态，工作人员不知道合适的干预方法，也非常苦恼。当时，机构对孤独症人士引入了基于 TEACCH 程序的干预方法，但很遗憾，那些行为障碍并没有得到什么改善。

于是，从 2004 年开始，我与机构的工作人员一起，开办了 ABA 的学习班。起初机构里没有一位工作人员了解 ABA 知识，所以就由我给他们培训，从基础理论的教学开始。工作人员的学习态度非常棒，虽然这不算是他们的本职工作，但每个人学习起来都特别有热情。后来，我成了大学教师，就从学习班撤出来了，但直到 2019 年，桧之乡的这个学习班仍然在继续，而且更令人高兴的是，据说已经扩大了，全县其他地方的相关人员也来参加学习了。

在学习 ABA 的方法论之前，工作人员都只认为行为问题的出现根源是服务对象自身的问题，干预也仅停留在行为问题发生之后的处理上，现在我想他们应该已经学会了用"改变周围环境就能改变行为"的观点来看待问题了吧。

我取得博士学位之后，从 2010 年开始，担任了为期 4 年的研究员，进入我熟悉热爱的桧之乡开展工作。我当时的职责不但是要对重度行为障碍的服务对象开展干预，还要培养工作人员，以便在我离任之后他们也能运用专业知识来开展干预。于是，桧之乡为了培养专业人才，内部设置了行为干预人员的专业等级，人员资质按专业水平分为初级～高级、督导及培训讲师。工作人员经过 4 年学习进修，就可以成长为督导。除了在本机构内，督导还可以为县内其他地区的工作人员提供咨询建议。本书所介绍的实例中，和我合作开展干预的角田博文和富田雅裕，他们就是战斗在一线的专业行为干预人员。

虽然在书内没有具体谈及，但本书的内容基础是积极行为支持（Positive Behavior Support，PBS）的思考方式。PBS 的特点包括："对表现出行为问题的服务对象，尽最大可能地少用惩罚等会引发厌恶的事后处理方法""不能想当然地干预，而应该通过功能评估等有科学根据的做法，先明确行为问题的发生原因，再开展干预""除了减少行为问题，还要使服务对象掌握并扩展适当行为""直接改善生活环境""不仅着眼于当前，还应该以改变将来的生活方式作为干预目标"。

如今，PBS 的思考方式已经在学校等干预场所得到了发展，也在福利机构显示出它的重要性，我希望这种思考方式在今后可以得到更广泛的应用。

本书的特点之一是配了很多的插图，这里要感谢 Art Compass 工作室的贡献。虽然我曾经提了很多过分的要求，但他们都一一答应了，我真的非常感谢他们的努力。

我家附近有一家名为 Komeda 的咖啡店，我一直在那里用小型电子笔记本一点点写作，至今已快 3 年了。

其实在很久以前，我就曾经想："要是有一本简单易懂的、面向安置机构工作人员的 ABA 专业书就好了",后来有一天,我心血来潮地想自己来写,于是就向为我制作计划的学苑社的杉本先生讲了我的这个想法,结果他马上就答应了。现在想起来,杉本先生竟然接受了我这样的一个无名之辈的提议,他宽大的心胸让我既感动又敬佩。之后由于种种原因,我有一年的时间未能撰写,每当在学会上碰见杉本先生的时候,他就会问我:"书写得怎么样了?"这让我感到非常惭愧,深感"不赶紧加油回报不行啊"。本书在成稿编辑中,我也得到了很多修改建议。杉本先生,衷心感谢您的帮助。

村本净司

2019 年 12 月

图书在版编目（CIP）数据

成人安置机构 ABA 实战指南 /（日）村本净司著；吴可澜，秋爸爸译. -- 北京：华夏出版社有限公司，2023.1

（ABA 入门）

ISBN 978-7-5222-0116-0

Ⅰ．①成… Ⅱ．①村… ②吴… ③秋… Ⅲ．①智力障碍－康复训练－指南②孤独症－康复训练－指南 Ⅳ．①R742.809-62②R749.990.9-62

中国版本图书馆 CIP 数据核字(2022)第 071506 号

SHISETSU SHOKUIN ABA SHIEN NYUMON KODO SHOGAI NO ARU
HITO E NO APPROACH
Copyright © 2020 Joji Muramoto
Chinese translation rights in simplified characters arranged with GAKUENSHA
through Japan UNI Agency, Inc., Tokyo

北京市版权局著作权合同登记号：图字 01-2021-4436 号

成人安置机构 ABA 实战指南

作　　者　[日] 村本净司
译　　者　吴可澜　秋爸爸
策划编辑　刘　娲
责任编辑　张冬爽
出版发行　华夏出版社有限公司
经　　销　新华书店
印　　装　三河市少明印务有限公司
版　　次　2023 年 1 月北京第 1 版
　　　　　2023 年 1 月北京第 1 次印刷
开　　本　787×1092　1/16 开
印　　张　16.5
字　　数　250 千字
定　　价　49.00 元

华夏出版社有限公司　　地址：北京市东直门外香河园北里 4 号　　邮编：100028
　　　　　　　　　　　网址：www.hxph.com.cn　　电话：（010）64663331（转）
若发现本版图书有印装质量问题，请与我社营销中心联系调换。